# ÉTUDES PHYSIOLOGIQUES ET THÉRAPEUTIQUES

SUR

# LE JABORANDI

## (PILOCARPUS PINNATUS)

PAR

## ALBERT ROBIN

Interne des Hôpitaux de Paris.

---

PARIS

G. MASSON, ÉDITEUR

LIBRAIRE DE L'ACADÉMIE DE MÉDECINE

17, Place de l'École-de-Médecine

Paris-Imp. PAUL DUPONT.

# ÉTUDES

## PHYSIOLOGIQUES ET THÉRAPEUTIQUES

### SUR

# LE JABORANDI

PAR

M. ALBERT ROBIN,

interne des hôpitaux.

Vers la fin de l'année 1873, M. le D$^r$ S. Coutinho, de Pernambuco, apportait à M. le professeur Gubler les premiers échantillons de Jaborandi. M. Gubler l'expérimenta aussitôt à l'hôpital Beaujon, confirma les propriétés sialagogues et diaphorétiques de la nouvelle plante et en fixa les caractères botaniques les plus importants et les principales indications thérapeutiques. Quelque temps après, au mois de mars 1874, M. le professeur Gubler et M. S. Coutinho publièrent, dans le *Journal de thérapeutique*, les premiers résultats obtenus à l'aide de cet agent puissant (1). Cet article eut un très-grand retentissement ; c'était la première fois que l'on voyait apparaître dans la matière médicale un diaphorétique vraiment digne de ce nom ; mais la provision de feuilles était trop minime pour qu'il fût possible d'entreprendre, à cette époque, un travail de longue haleine. En juin, M. le D$^r$ S. Coutinho reçut une assez grande quantité de Jaborandi ; M. Gubler, à qui il la remit, voulut bien me charger d'en étudier plus complétement l'action physiologique et thérapeutique. Que mon savant maître veuille bien recevoir l'expression de ma reconnaissance pour les encouragements et les conseils éclairés qu'il n'a cessé de me prodiguer pendant le cours de ce long travail. Je remercie vivement aussi M. le D$^r$ S. Coutinho, dont j'ai mis souvent l'expérience à profit.

Ce premier mémoire n'envisage encore qu'une partie de la question : il comprend quelques études sur l'action du Jaborandi chez

(1) *Journal de thérapeutique.* — N° 5, p. 161, 1874.

l'homme, dans un groupe encore restreint de maladies. Mais j'ai commencé en collaboration avec mon ami, M. le D<sup>r</sup> Paul Bouley, une série d'expériences sur les animaux, ayant pour but d'élucider le mécanisme intime de l'action du Jaborandi, ainsi que les effets produits par celui-ci dans certaines affections virulentes et venimeuses, telles que la rage, la septicémie expérimentale, les accidents produits par les venins, etc. Le résultat de ces recherches fera l'objet d'un second mémoire.

## I. — Nature et propriétés.

Comme l'a établi M. le professeur Gubler dans son article, les mots Iaborandi, Jaborandi, Jamborandi, paraissent être des termes génériques vulgairement usités au Brésil, pour désigner des plantes stimulantes, sudorifiques, sialagogues et par conséquent, alexipharmaques et alexitères. Or, depuis quelques mois, on peut se procurer, à Paris, 7 à 8 plantes importées du Brésil, sous le titre de Jaborandi, mais qui n'ont avec celle dont nous nous occupons aucun point de ressemblance. Ce sont, pour la plupart, des *poivres* qui jouissent de propriétés sialagogues du même ordre que celle de la racine de pyrèthre, par exemple, mais qui, quoique stimulantes, n'exercent sur l'économie aucune action comparable à celle de notre Jaborandi. Il en est de même d'une autre espèce qui, d'après Mérat et Delens, erait partie du genre des *Gratioles* et qui ne serait autre que la *Gratiola Monneria.*

On comprend qu'il soit indispensable de bien s'entendre sur ce point, et de ne point confondre avec notre Jaborandi toutes les plantes qui portent son nom; on s'exposerait, sans cela, a de fâcheuses méprises, et il est certain que les expérimentateurs qui n'ont pas constaté comme nous les puissants effets de ce médicament, avaient entre les mains d'autres espèces de Jaborandi.

D'après M. Baillon, la plante importée par M. le D<sup>r</sup> S. Coutinho appartient à la famille des Rutacées : c'est le *Pilocarpus pinnatus.* Au Brésil même elle est assez rare. Elle croît au milieu des montagnes, loin du littoral, dans quelques provinces de l'intérieur de cette contrée, où les Indiens l'emploient empiriquement contre les morsures de serpents et contre les fièvres pestilentielles (1).

Les folioles du Jaborandi ressemblent un peu à celles du laurier d'Apollon : elles sont ovales, longues de 8 à 12 centimètres, larges de 2 à 4. Leur *odeur* est assez forte ,et ne peut être comparée à quoi

_______

(1) Les espèces venimeuses contre la morsure desquelles les Indiens se servent de Jaborandi appartiennent au genre *Trigonocéphale* (Surucucùs, Jararacas, Jararacussùs teau genre *Crotale* (Serpents à sonnettes).

que ce soit ; quand elles sont broyées, l'odeur s'accentue encore et
se rapproche un peu de celle des foins aromatiques. Mâchées, elles
déterminent dans la bouche une faible sensation d'âpreté, sans
amertume bien manifeste.

Quand on distille de l'eau sur des feuilles de Jaborandi, le produit de la distillation a une odeur aromatique et une saveur poivrée.

L'*infusion de feuilles* est brun verdâtre ; son odeur et sa saveur
sont celles de la plante. Si l'on évapore cette infusion à siccité, on
obtient un résidu brun, facile à dessécher, dont l'odeur diffère absolument de celle de la feuille, même quand on a pris la précaution
d'évaporer au bain-marie, à une température constante de 60 à 70 degrés. Au lieu d'être aromatique, l'odeur du résidu rappelle l'odeur
commune à tous les extraits aqueux. Sa saveur est légèrement âpre
et sucrée, avec un arrière-goût d'amertume.

100 grammes de feuilles sèches et pulvérisées finement, ayant été
traitées pendant 20 minutes, par 1,000 grammes d'eau bouillante,
ont donné de 25 à 28 grammes d'*extrait* mou, qui desséché sur
l'acide sulfurique, s'est réduit à 19 et 22 grammes ; 1 gramme d'extrait sec correspond donc à peu près à 5 grammes de feuilles. L'alcool dissout l'extrait, en partie : la portion restée insoluble ne produit que des effets physiologiques insignifiants.

Les feuilles mises en digestion avec de l'alcool à 90°, lui abandonnent à froid comme à chaud, une *matière colorante* d'une grande
richesse et d'un magnifique ton vert-émeraude. Ce principe colorant
est stable et susceptible de former des laques. L'eau ne le dissout
pas et le précipite même de sa solution alcoolique. Outre cette matière, l'alcool s'empare encore du principe aromatique et des matériaux actifs du Jaborandi.

Plus les feuilles sont fraîches, plus les effets physiologiques sont
intenses ; avec des feuilles anciennes et complétement desséchées,
l'action produite est beaucoup plus faible. Celle-ci varie beaucoup
aussi suivant l'époque pendant laquelle la récolte de l'arbuste a été
faite. M. le Dr S. Coutinho n'a obtenu, au Brésil, aucun effet avec
des feuilles trop jeunes. Celles-ci doivent avoir atteint, en effet, un
certain degré de maturité.

L'*écorce* des grosses et des moyennes tiges du *Pilocarpus pinnatus* se détache avec une grande facilité. Elle est très-régulière, peu
noueuse, de couleur gris-brunâtre quand elle est sèche. Son odeur,
très-forte, rappelle celle des oranges vertes qui poussent dans les
serres. Par la mastication, la première saveur perçue est celle de la
feuille, quoique plus affaiblie ; puis la nature de cette saveur change
insensiblement, à mesure que l'écorce broyée s'insalive davantage ;

elle devient fraîche et poivrée, et offre alors, avec celle de la racine de pyrèthre, la plus grande analogie.

L'infusion d'écorce n'est pas aromatique comme l'infusion aqueuse des feuilles ; son odeur est un peu fade ; il en est de même de sa saveur, qui n'est nullement poivrée après 15 minutes d'infusion ; sa couleur diffère aussi de celle de l'infusion de feuilles : elle est d'un brun-rouge très-accentué.

Les écorces pulvérisées n'abandonnent à l'alcool froid qu'une très-petite quantité de matière colorante vert-jaunâtre, mais celui-ci prend une saveur poivrée des plus nettes. Comme l'infusion aqueuse d'écorces n'a pas cette saveur poivrée que le résidu de l'infusion conserve intact, et comme cependant cette infusion détermine des effets physiologiques moins accusés mais semblables à ceux produits par l'infusion aqueuse des feuilles, il est probable que le principe doué de cette saveur ne prend aucune part à l'action générale du médicament.

En résumé, les *principes actifs* du Jaborandi de M. le D^r S. Coutinho résident donc dans les feuilles, et en moindre proportion dans l'écorce des grosses et des moyennes tiges ; il sont solubles dans l'eau et dans l'alcool ; l'un d'entre eux est assez volatil ; la portion de l'extrait qui se dissout dans l'alcool les renferme pour la plupart.

## II. — Préparations et doses.

Nous nous sommes servis dans nos expériences des préparations suivantes :

1° Infusion de feuilles ; 2° infusion de petits rameaux concassés ; 3° infusion d'écorces ; 4° extrait aqueux ; 5° élixir et sirop.

Voici les doses qui nous ont donné les meilleurs résultats :

1° *Infusion de feuilles.* — Pour un adulte, il faut en moyenne 4 grammes de feuilles que l'on fait infuser en vase clos pendant 15 minutes dans 125 grammes d'eau bouillante. Cette dose peut être portée sans inconvénient à 5 et 6 grammes, surtout chez les sujets qui ont été plusieurs fois déjà soumis au Jaborandi. Dans d'autres cas, chez les individus suant facilement, on obtient d'excellents effets avec 2 grammes, surtout pendant les premières administrations ; plus tard, on est toujours obligé d'élever un peu la dose. — Chez la femme, 3 et 4 grammes suffisent ordinairement.

On peut donner aussi le Jaborandi aux enfants, mais avec une certaine réserve et en étudiant la susceptibilité des petits malades ; en tout cas, une infusion de 1 à 2 grammes de feuilles sera toujours très-bien supportée ; mais une dose de 3 et 4 grammes est trop forte et peut causer un état adynamique inquiétant. Nous ne l'avons jamais employé chez les enfants au-dessous de 6 ans, et il y aurait peut-être un danger à s'en servir aux âges où l'enfant ne crache pas encore.

Si on laisse digérer les feuilles pendant 24 heures dans une très-petite quantité d'alcool, puis si l'on verse ensuite l'eau bouillante sur le tout, on obtient une infusion plus active, ce qui permet de diminuer un peu les doses ci-dessus.

2° *Infusion de petits rameaux concassés.* — Cette préparation ne produit que des effets incertains ; elle doit être abandonnée.

3° *Infusion d'écorces pulvérisées.* — On donne l'écorce à une dose de 3 à 6 grammes ; la durée de l'infusion doit être assez longue (15 à 20 minutes), à cause de la plus petite quantité de principes actifs contenus dans cette écorce.

4° *Extrait aqueux sec.* — Nous savons que 1 gramme de cet extrait correspond à environ 5 grammes de feuilles ; or, cette quantité produit les effets physiologiques du Jaborandi, mais d'une façon moins énergique. — La dose d'extrait varie de $0^{gr}$ 90 à $1^{gr}$ 50, suivant les âges et le sexe ; on le donne en solution dans 125 grammes d'eau tiède et sucrée. — Nous l'avons aussi administré à l'état de saccharure, obtenu en triturant l'extrait avec cinq à six fois son poids de sucre ; cette préparation offre l'avantage de se dissoudre dans l'eau beaucoup plus vite et plus facilement que l'extrait.

5° *Élixir* (sirop alcoolique). — Il conserve très-bien l'odeur de la feuille. Celui que nous avons employé a été préparé par M. Collignon, interne en pharmacie à Beaujon ; 20 centimètres cubes de cet élixir correspondent à 4 grammes de feuilles. Les doses varient de 15 à 30 centimètres cubes.

### III. — Mode d'administration.

Nous avons administré le Jaborandi de trois manières :

1° *A doses massives.* — Ce mode d'emploi est basé sur les quantités indiquées plus haut ; dans ce cas, l'infusion doit être prise assez chaude et fraîchement préparée ; une infusion de la veille agit moins activement. Le malade doit être absolument à jeun ; sans cela des nausées et des vomissements surviennent pendant le cours de la sudation ; on le couvrira modérément et on lui recommandera de ne point avaler sa salive ou ses crachats bronchiques et de ne point céder au désir de boire immodérément, ce qui produirait aussi, presque certainement, des nausées et des vomissements. — Les enfants et les malades qui ne peuvent pas cracher, seront placés sur le côté, l'ouverture de la bouche étant dans une position un peu déclive, afin de permettre le libre écoulement au dehors de la salive et des mucosités nasales.

Chez les sujets fortement constipés, le Jaborandi agit peu ou agit mal ; on aura donc soin de préparer alors son action par un purgatif administré la veille ;

2° *A doses fractionnées*. — Nous verrons plus tard, qu'à doses fractionnées, le Jaborandi peut rendre certains services ; mais alors il faut augmenter un peu la dose, la porter à 6 grammes de feuilles, 1 gr. 50 à 2 grammes d'extrait, 30 à 35 centimètres cubes d'élixir, l'incorporer dans une potion gommeuse de 125 grammes, qu'on fera prendre par cuillerées à bouche d'heure en heure ;

3° *En lavages*. — Nous n'avons pas sur ce mode d'emploi d'observations assez concluantes pour pouvoir le fixer exactement, mais nous le comprenons ainsi : administrer au malade, pendant l'action d'une forte dose de Jaborandi, une quantité d'eau assez considérable pour venir en aide aux effets du médicament et favoriser ou provoquer des éliminations toxiques ou critiques (1).

Pendant l'action du Jaborandi, il est indispensable d'éviter avec le plus grand soin toutes les causes de refroidissement, surtout au moment où le sujet change de linge ; sans cela, il se produit des frissons, quelquefois des coliques (Obs. I) et, souvent, des arrêts rapides de la sudation.

### IV. — Des effets physiologiques produits par le Jaborandi.

Quand on administre le Jaborandi suivant les règles indiquées plus haut, on voit survenir une série de phénomènes sécrétoires dont l'observation I peut donner une idée assez exacte, sans cependant qu'elle les rapporte tous ; mais une observation satisfait toujours mieux l'esprit qu'une description didactique. si complète qu'elle soit.

OBSERVATION I (2). — Avant de prendre le Jaborandi, la salive est parfaitement neutre ; la sueur des bras est acide, celle de l'aisselle est alcaline ; l'urine est légèrement acide.

Température axillaire 37°1.

A 4 heures 55 du soir, ingestion d'une infusion de feuilles de Jaborandi ; 6 grammes de feuilles réduites en poudre, infusées pendant 1/4 d'heure dans 200 grammes d'eau bouillante. — Température de l'infusion : 37°5. A 5 heures 5, la salive commence à affluer dans la bouche ; — à 5 heures 10, la face rougit, devient plus chaude. Je sens des battements des artères temporales ainsi qu'une certaine sensation de chaleur dans la face ; mais la peau est toujours sèche. — A 5 heures 17, début de la sueur, par le visage.

(1) On pourrait remplacer l'eau avantageusement par une infusion très-faible de feuilles de Jaborandi.

(2) Cette observation a été recueillie sur lui-même par M. Vandamme, élève du service de M. Gubler.

A 5 heures 20, la sueur, qui a commencé à perler depuis trois minutes à peine, ruisselle sur tout le corps : elle est neutre. — La salivation est incessante; l'expectoration continuelle ; la salive rendue est très-alcaline. Température 37°.

Pour lire la température, j'ai dû me découvrir ; aussitôt, je me sens saisi par le froid et j'éprouve des frissonnements et des tranchées abdominales qui me font croire un instant à un effet purgatif, mais il n'en a rien été. Un quart d'heure après, la douleur de ventre n'existait plus ; les frissons avaient moins duré encore, car aussitôt que je me fus recouvert, la sueur se mit à sourdre de nouveau avec une incroyable intensité et mit fin aux frissonnements; — à 5 heures 30, l'hypercrinie lacrymale et nasale se montre à son tour. — La sécrétion salivaire est extrêmement active ; la glande sous-maxillaire en particulier est très-développée ; en la comprimant, je sens un jet de salive sous la langue. Néanmoins la sueur est toujours aussi considérable, la pulpe des extrémités des doigts se ratatine comme il arrive aux personnes qui ont gardé les mains dans l'eau.

A 5 heures 40, draps et couvertures étaient trempés de sueur.

L'activité sécrétoire des glandes sudoripares et salivaires n'a pas diminué jusqu'à 6 heures 30. L'hypercrinie nasale et lacrymale s'est ralentie vers 6 heures 20.

A 6 heures 45, la sueur commence à se calmer, mais il est 7 heures, avant que le besoin d'expectorer devienne moins fréquent. — La muqueuse de l'arrière-gorge est sèche. — A 7 heures, température 36°5 ; friction sur tout le corps. Je me lève, sentiment de faiblesse ; la peau est encore moite et la salivation continue encore un peu. Pour éviter la fatigue, je m'assieds près d'une table sur laquelle j'appuie le front, laissant la salive couler dans un vase placé à terre. Je reste dans cette position jusqu'à 8 heures 30, ne cessant de cracher. — La température est de 36°8.

J'essaye de me promener dans la chambre, mais je me sens très-faible, les jambes fléchissent sous moi. — La soif est très-vive.

A 9 heures, j'essaye de dormir, mais toutes les 2 à 3 minutes la bouche s'emplit de salive qu'il faut rejeter.

9 heures 30 : cessation complète de la salivation. — A 10 heures, je m'endors. Réveil à 11 heures, soif très-vive.— Pendant le reste de la nuit, sommeil très-paisible.

Le lendemain matin, je me sens parfaitement à l'aise ; toutefois j'ai ressenti encore un peu de faiblesse pendant une partie de la journée.

Salive rendue : 750 centimètres cubes : alcaline, filante, mais peu visqueuse.

En général, l'ingestion d'une dose suffisante produit les effets suivants : au bout d'un temps très-court dont nous fixerons plus loin la limite, la face rougit ; les artères temporales battent avec plus de force ; puis le sujet éprouve dans la bouche et dans le visage une sensation de chaleur toute spéciale : la salivation commence. Peu de temps après, la peau du front devient humide, la rougeur de la face augmente encore et des gouttelettes de sueur viennent perler sur le front, les joues et les tempes. La salivation devient plus considérable; toutes les glandes salivaires entrant peu à peu en action, la bouche est remplie d'une énorme quantité de salive et le besoin d'expectoration est incessant ; de son côté, la sueur a gagné le reste de la face et le cou, puis tout le corps rougit manifestement, la peau se couvre de moiteur, le patient y perçoit une agréable sensation de chaleur ; quelques minutes après, la sueur s'est généralisée : elle sourd de toute la surface de la peau et ruisselle bientôt de tous côtés.

Mais pendant que la salivation et la sueur arrivent à leur apogée, d'autres phénomènes se sont produits : les paupières se sont d'abord humectées, puis la sécrétion des larmes a augmenté peu à peu, et celles-ci, après s'être rassemblées dans les angles de l'œil, s'écoulent lentement sur les joues; vers le même moment, la muqueuse de Schneider devient le siége d'une abondante sécrétion dont le produit s'augmente encore de la partie des larmes qui affluent par le canal nasal ; ce n'est pas tout : les glandules muqueuses de l'arrière-gorge, de la trachée et des bronches entrent aussi en activité, et, trois quarts d'heure environ après l'absorption du Jaborandi, toutes ces actions atteignent leur maximum d'intensité.

Alors pendant 30 ou 40 minutes, toutes ces sécrétions se maintiennent à ce haut degré. Couché sur le côté, afin de pouvoir mieux rejeter la salive, le patient crache de 10 à 15 fois par minute; il peut à peine parler tant l'afflux liquide est rapide ; les glandes salivaires sont plus grosses ; la bouche est plus chaude. De temps en temps un petit effort de toux survient et les mucosités accumulées dans les bronches sont expectorées ; les larmes qui strient la cornée obscurcissent la vue. Le corps est inondé d'une sueur chaude, fluide ; en un instant, une et deux chemises sont mouillées. — A ce moment on éprouve un sentiment de bien-être ou de faiblesse, selon les sujets. La soif devient très-vive, la pupille se contracte légèrement.

Mais peu à peu l'activité sécrétoire se calme ; au bout de cinq à sept quarts d'heure on voit diminuer le larmoiement, l'hypercrinie nasale, les sécrétions bronchiques, puis la salivation et la sueur, et tout rentre graduellement dans l'ordre.

Dans certains cas, des vomissements se produisent, tantôt au début, tantôt à la fin de l'action. Nous indiquerons plus tard leurs caractères et leurs causes.

Quand la sudation et la salivation ont pris fin, le sujet est abattu, il éprouve le besoin de dormir ;tous les organes qui, tout à l'heure, sécrétaient si abondamment, sont maintenant d'une remarquable sécheresse; la bouche et l'arrière-gorge surtout sont les plus desséchés ; aussi la soif est-elle vive.

Tels sont, d'une manière générale, les principaux effets du Jaborandi. Ce sont :

La *sudation*, la *salivation*, le *larmoiement*, l'*augmentation des sécrétions bronchiques*, l'*hypercrinie nasale*.

Ces phénomènes sont assez constants, sinon dans leur intensité, du moins dans leur apparition ; mais le tableau général que nous venons de tracer, est susceptible d'un grand nombre de variations de diverse nature : des effets insolites peuvent se produire et des effets normaux ne point apparaître ; ces exceptions seront indiquées quand nous arriverons à l'étude de l'appareil organique où elles se produisent. Nous allons maintenant reprendre dans leurs détails chacun des phénomènes ci-dessus ; nous examinerons ensuite l'action de notre médicament sur quelques-unes des autres fonctions de l'économie.

Les résultats que nous donnons ici, sont fondés sur 90 observations d'individus bien portants ou de malades auxquels nous avons administré le Jaborandi, dans le service de notre excellent maître, M. le prof. Gubler, et sur quelques expériences faites avec l'aide de mon ami, M. le D$^r$ Paul Bouley, sur des chiens et des cobayes.

### I. — Effets sur la sécrétion de la sueur.

Le Jaborandi est le premier sudorifique véritable que nous connaissions ; nous n'avions jusqu'ici que la chaleur et l'eau, car il faut peu compter sur l'action des espèces dites sudorifiques (gaïac, salsepareille, sassafras, squine), qui n'agissent guère que par l'eau chaude qui leur sert de véhicule, tandis que l'action sudorifique de notre médicament peut s'exercer pour ainsi dire à froid, le patient étant levé et à peine couvert, et la dose de feuilles ayant infusé dans une quantité d'eau minime.

#### 1° SYMPTOMES PRÉCURSEURS.

La sudation n'arrive pas d'emblée, mais bien graduellement et après avoir été annoncée par quelques symptômes précurseurs, que nous avons déjà indiqués : la *rougeur* de la face qui devient aussi plus chaude, les *battements* exagérés des artères temporales que le sujet perçoit parfaitement, ainsi qu'une sen-sation de *plénitude* dans toutes les parties qui vont être envahies par la sueur. Ces symptômes apparaissent toujours en premier lieu dans les régions les plus vasculaires telles que la face, par exemple (1) : ils se généralisent ensuite au fur et à mesure que la sueur gagne le reste du corps et annoncent ainsi son apparition.

(1) Chez un malade qui portait sur la poitrine la trace laissée par un vésicatoire appliqué 15 jours auparavant, la place occupée par celui-ci a rougi de suite, même avant la face, et la rougeur a persisté pendant tout le temps de la sudation. Donc 15 jours après l'application d'un vésicatoire, les capillaires de la peau n'ont pas absolument recouvré leur état normal.

Dans quelques cas rares, on observe un peu de *vertige*, mais nous n'avons rencontré ce symptôme que deux fois sur nos 90 observations.

### 2° — ÉVOLUTION ET DURÉE DE LA SUDATIONS

La sudation commence d'abord par une moiteur halitueuse à la face et plus rarement à la poitrine et aux membres ; mais ordinairement un temps très-court s'écoule entre le début de la sueur dans ces différentes parties.

Le temps qui s'écoule entre l'ingestion du Jaborandi et le *début* de la sudation, peut varier dans des limites assez grandes. Les extrêmes que nous ayons observés, sont 5 minutes et une heure. Dans le premier cas, nous avions affaire à une *néphrite albumineuse aiguë*, mais il n'y a là rien de spécial à cette affection, puisque chez le même malade à qui nous avons donné plusieurs fois le Jaborandi, la suée commençait en moyenne après 20 et 30 minutes. La limite d'une heure n'a été observée que trois fois ; deux fois chez des femmes atteintes de *rhumatisme articulaire aigu*, avec complications cardiaque et pulmonaire ; une fois chez un rhumatisant qui avait vomi de suite une partie du médicament. Cette dernière raison est la seule qui nous paraisse plausible ; mais nous n'avons trouvé aucune condition qui puisse expliquer chez les autres malades, la rapidité et le retard de la sudation. Entre ces limites extrêmes, les chiffres que l'on relève le plus souvent sont 12, 14, 15, 20, 22, 23, 25, 30, 40 et 45 minutes. Si l'on prend la moyenne arithmétique de tous les chiffres observés, on obtient 30 minutes ; cette moyenne n'est pas en rapport exact avec le début le plus fréquent qui a lieu généralement 20 à 25 minutes après l'ingestion du Jaborandi.

Le moment où la sueur envahit tout le corps, atteint son *maximum* et devient sueur profuse, a pour limites extrêmes 20 minutes, et 1 heure 35. Les chiffres les plus fréquents sont 30, 35, 45, 50 minutes. La moyenne artihmétique est de 44 minutes : elle correspond à la moyenne vraie.

La durée moyenne de la *pleine sueur* a été obtenue en retranchant le chiffre du début du maximum de celui qui correspond au déclin de la sueur ; la différence est de 40 minutes ; cette durée correspond assez bien à ce que l'on voit chez des sujets bien portants, mais nous verrons plus tard que des rhumatisants ont pu rester pendant 3 heures et plus en pleine sueur profuse.

La sueur commence à *baisser* 1 heure 20 minutes après le début de l'expérience. Les extrêmes sont 40 minutes et 3 heures 5 minutes.

A partir de ce déclin, les variations sont plus grandes encore quand il s'agit de la *fin* de la sudation. Tandis que chez un sujet bien portant, nous avons vu la sueur cesser après 45 minutes, nous relevons une douzaine de cas où elle a duré 4 heures et plus ; chez deux rhumatisants et chez un pneumonique, la face est restée couverte de gouttelettes liquides pendant plus de 24 heures ; chez les rhumatisants, d'ailleurs, la durée de la sudation est en général beaucoup plus longue qu'à l'état normal.

Mais la moyenne ordinaire de la durée totale de la sueur, depuis son début jusqu'à sa terminaison complète, varie de deux heures à deux heures et demie, de sorte que la sudation cesse habituellement deux heures et demie à trois heures après l'ingestion du Jaborandi. La sécrétion sudorale finit presque toujours par les parties qu'elle a envahies les premières, c'est-à-dire la face, le sommet de la poitrine et les mains.

3° — QUANTITÉ DE LA SUEUR.

Nous manquons d'éléments suffisants pour apprécier la quantité de sueur rendue. En enveloppant dans une toile gommée, soit un des membres inférieurs, soit une grande partie du corps, il nous a été possible de recueillir fréquemment de 20 à 150 centimètres cubes de sueur : mais on ne peut guère fonder une évaluation sur cette quantité, car un membre hermétiquement enfermé ne se trouve plus placé, par suite de l'absence d'évaporation à sa surface, dans les conditions d'une sudation normale. Toutefois on ne doit pas s'écarter beaucoup de la vérité en estimant la quantité totale de 300 à 500 centimètres cubes environ ; mais, nous le répétons, ce chiffre ne repose sur aucune appréciation exacte.

La quantité de sueur rendue offre, d'ailleurs, des variations considérables, depuis la simple moiteur de la peau jusqu'à la sueur profuse. Le patient mouille le plus souvent une ou deux chemises. Nous avons vu des malades en mouiller 4 et 5 et tremper en même temps leur literie.

Outre certaines influences de doses et de préparations que nous rapporterons plus loin, il existe des conditions individuelles et morbides qui favorisent ou diminuent la sudation. Pour ne citer que quelques exemples, les rhumatisants suent en général plus facilement et plus abondamment que les albuminuriques ; la sueur est très-facile à provoquer chez les emphysémateux, dans les affections cardiaques et pulmonaires, dans quelques affections des centres nerveux comme la méningite cérébro-spinale ; par contre, les individus constipés ou atteints d'embarras gastrique suent plus difficilement, etc. ; cependant, l'on peut sans peine provoquer la sueur chez les saturnins. C'est à la pratique de tous les jours à multiplier ces exemples, qu'il nous a été impossible de réunir en plus grand nombre. Mais dans cette appréciation, il existe un écueil : certains sujets ne suent pas parce qu'ils ont vomi l'infusion de Jaborandi dans le quart d'heure qui a suivi son ingestion ; dans les observations ultérieures, il sera bon de s'enquérir toujours de cette circonstance. D'autre part, nous avons dit plus haut que quelques individus s'habituaient à l'action du Jaborandi et qu'après un certain temps il devenait nécessaire d'employer des doses plus fortes. Voilà encore un élément dont il faut tenir compte dans l'appréciation de l'effet hyperhidrotique du médicament.

Sur nos 90 observations, en défalquant quelques cas où le peu d'intensité de la sudation dépendait de la nature de la préparation, de la dose, de ce que les malades avaient vomi leur infusion avant que celle-ci eût produit son effet, nous trouvons quatre cas où la sudation a été insignifiante ; dans trois d'entre eux, il s'agissait d'*accoutumance ;* le quatrième était un homme atteint de maladie de Bright, sur lequel l'effet produit fut des plus minimes. Nous n'avons vu qu'une seule fois la sueur manquer complétement. Voici le fait :

OBSERVATION II. — Salle St-Louis, n° 14. T... (Anglais), 44 ans, cocher. — Entré le 26 septembre 1874.

*Rhumatisme articulaire aigu.*

3 ou 4 atteintes antérieures. La dernière paraît avoir été précédée d'une affection aiguë de poitrine, dans le cours de laquelle apparut le rhumatisme. Le tout dura 2 mois. Les autres atteintes durèrent 15 jours et 6 semaines.

Homme très-robuste, malade depuis 10 jours ; début par les hanches ; extension successive aux épaules, genoux, poignets, pieds ; fièvre vive ; état gastrique prononcé : *sueurs profuses depuis le début.*

A son entrée, épaules gonflées et douloureuses ; les autres articulations vont assez bien. Le rhumatisme a envahi les petites articulations du larynx et celles de la colonne cervicale depuis 4 jours : grande agitation, fièvre intense, *sueurs très-abondantes.*

Au cœur bruits lointains, étouffés ; un peu de liquide dans le péricarde léger souffle systolique à la pointe.

Dans la partie inférieure du poumon gauche, inspiration soufflante, retentissement métallique de la voix.

Prescription : ipéca, 2 grammes.

28 septembre. — *Les sueurs ont diminué ;* la nuit a été moins agitée, mais douleurs des épaules très-vives. Mouvements de la tête et du larynx extrêmement douloureux. Même état du cœur. Au poumon gauche augmentation du souffle ; véritable bronchophonie.

On donne 1 gr. 50 d'extrait de Jaborandi. 1/2 heure après, sensation pénible de brûlure stomacale ; *une heure après*, *ni salive*, *ni sueur ;* au bout d'une heure et demie, *salivation insignifiante*, mais toujours *pas de sueurs ;* on donne alors 15 grammes d'élixir ; la sensation de brûlure augmente, mais la journée se passe sans que le malade sue ou salive, si peu que ce soit, quoique ayant absorbé la valeur de neuf grammes de feuilles.

1er octobre. — Amélioration considérable. La fièvre est tombée. Les articulations se dégagent. Appétit.

5. — Le pouce seul est encore douloureux.

15. — Légère poussée dans l'épaule droite.

20. — Sort guéri.

La seule explication à peu près plausible qu'on puisse donner de ce fait est que, chez notre malade, le système glandulaire de la peau épuisé par plus de 10 jours de sueurs profuses, a été incapable de réagir sous l'influence du Jaborandi ; mais ce que nous ne savons pas, c'est pourquoi le médicament n'a pas alors porté son action sur un autre appareil glandulaire, comme cela se voit habituellement chez quelques animaux qui ne suent pas, mais qui salivent abondamment, ont la diarrhée, etc., et chez les hommes qui éprouvent d'autant plus les effets accessoires (vomissements, diarrhée, etc.), que les effets principaux (salivation, sudation) sont moins accusés. Il faut donc se rejeter sur les influences constitutionnelles et individuelles, c'est-à-dire déclarer qu'on ne sait pas.

Quant à son abondance relative, on peut dire que la sueur est toujours sécrétée plus énergiquement sur les régions les plus vasculaires ; ainsi même quand les sujets suent peu, la face est toujours couverte de gouttelettes.

L'action du Jaborandi sur la sudation est donc constante, quand on sait s'entourer des précautions que nous signalons ; elle s'exerce même chez les individus qui ne suent qu'avec une grande difficulté. Mais, nous le répétons encore, cette action constante n'est produite que par le *Pilocarpus Pinnatus* et non par les nombreux *Piper* qui portent aussi le nom de Jaborandi.

4° — QUALITÉS DE LA SUEUR.

A) *Réaction*. — Toujours *acide* (1) au moment où elle commence à perler sur le front, la sueur se rapproche graduellement de l'état *neutre*, qu'elle atteint en plein maximum. Avant le déclin, tantôt elle est à peu près neutre ou faiblement alcaline, tantôt elle prend une réaction *alcaline* franche. Cet état d'alcalinité peut se montrer de très-bonne heure, dès que la sueur vient à se généraliser, mais cette circonstance n'est pas la plus fréquente. Ces observations sont en rapport avec celles de Favre qui, recueillant chez un goutteux de très-grandes quantités de sueur, trouva le premier tiers très-acide, le second neutre ou légèrement alcalin, le troisième toujours très-alcalin.

Pour expliquer nettement cette particularité, il faudrait d'abord être fixé sur la question de savoir si les glandes sudoripares sont de

_______

(1) En étudiant la réaction de la sueur sur la face, il ne faut pas se laisser induire en erreur par la réaction alcaline des larmes qui se mélangent à celle-ci.

simples appareils osmotiques, ou si elles fabriquent des principes immédiats pour leur propre compte. Si la première hypothèse est vraie, comme nous le croyons avec M. Gubler, la sueur devient peu à peu alcaline, parce qu'au bout d'un certain temps de sudation, les matériaux contenus dans le sang, qui doivent donner naissance au corps volatil auquel la sueur doit son acidité, n'existent plus en assez grande quantité pour pouvoir s'osmoser à travers l'élément glandulaire, qui ne sépare plus alors que les autres principes dyalisables du plasma sanguin (eau, sels alcalins, urée, etc.).

B) *Caractères physiques.*—La sueur rendue est *opalescente* parce qu'elle tient en suspension une grande quantité d'éléments épithéliaux et beaucoup de corps gras provenant de la suractivité des glandes sébacées. — Filtrée, elle est limpide, neutre ou faiblement acide, très-aqueuse, douée d'une odeur à peine sensible. A ce propos, il nous a semblé qu'au début de la sudation, l'odeur de la sueur était plus forte que dans l'état habituel chez le même sujet, et c'est dans les régions où ce produit de sécrétion est normalement plus odorant que ce phénomène est aussi plus marqué. L'*hypercrinie des glandes sébacées*, à laquelle cette odeur est due vraisemblablement, est elle-même facile à constater dans les régions où ces glandes existent en grande abondance : la sueur y donne une sensation grasse au toucher. Enfin, nous avons remarqué que dans quelques cas, la sueur exhalait manifestement l'odeur de Jaborandi.

C) *Caractères chimiques* (1). — A défaut d'une analyse chimique complète, nous avons recherché dans la sueur la présence de l'*urée* et des *chlorures*, afin de comparer la quantité de ces principes éliminés par la sueur avec celle que l'urine pouvait contenir dans le même espace de temps. N'ayant pas eu l'occasion de rechercher les quantités d'urée et de chlorures contenues dans la sueur normale, nous avons pris les chiffres trouvés par Favre dans ses analyses.

1. *Urée.* — D'après cet auteur, la *sueur normale* contiendrai 0 gr. 480 d'urée par litre. — Nous avons fait 6 analyses de sueur recueillie chez les individus suivants : 2 rhumatisants, 2 albuminuriques, 2 hommes convalescents, l'un d'alcoolisme aigu, l'autre de rhumatisme musculaire. Voici les résultats :

Rhumatisme art. aigu... moyenne :  2 gr. 50 urée par litre.
Maladie de Bright......  id.  2 » 72  id.
Convalescents .........  id.  2 » 90  id.

(1) Toutes nos recherches chimiques ont été faites dans le laboratoire de M. Gubler, à l'hôpital Beaujon.

La moyenne générale est de 2 gr. 69 par litre. En retranchant de ce chiffre celui qui représente le taux normal de l'urée sudorale, il reste 2 gr. 27 d'urée en excès. Si l'on admet, comme nous, que la quantité de sueur rendue équivaut à 300 ou 500 grammes, la quantité d'urée éliminée en excès sera de 0,67 à 1 gr. 13 pendant la durée de la sudation. Plus tard, en parlant de l'urine, nous verrons l'importance de ce fait et les conséquences qu'on en peut tirer.

2. *Chlorures.* — Favre évalue les chlorures de la sueur à 2,473 par litre. La moyenne des 5 analyses qui nous sont personnelles est de 3 gr. 68. Le minimum a été de 2 gr. 80 ; le maximum de 4 gr. 2. — L'excès de chlorure par litre est donc de 1 gr. 207. Dans la quantité de sueur rendue, cet excès est de 0,362 à 0,604.

La lecture des chiffres ci-dessus permet déjà de prévoir à combien d'indications doit répondre un agent susceptible de provoquer par la sueur de telles éliminations. C'est là un point capital et sur lequel il est indispensable de faire des recherches complètes, qui ouvriront sans doute des horizons tout nouveaux à la thérapeutique. Nous reviendrons, du reste, sur cette question en traitant des indications spéciales du Jaborandi.

3. Relativement aux autres sels minéraux contenus dans la sueur, nous n'avons pas trouvé de sulfates, mais des traces impondérables de carbonates et de phosphates. Nos résultats s'accordent donc avec ceux de Favre, qui, sur 10 litres de sueur, n'a trouvé que 0 gr. 11 de sulfate, 0,05 de carbonate et des traces seulement de phosphate.

5° — PHÉNOMÈNES CONSÉCUTIFS.

Pendant la sudation, nous n'avons noté aucun symptôme spécial qui dépendît directement de celle-ci. Le lendemain, la peau devient ordinairement assez sèche chez les sujets bien portants. Nous avons constaté le même fait dans la maladie de Bright avec œdème. Chez 2 rhumatisants, de faible complexion, les sueurs, au contraire, se sont prolongées outre mesure, mais sans exercer aucune influence fâcheuse sur la marche de la maladie. Voici l'une de ces observations :

OBSERVATION III. — Saint-Louis, n° 18. G. François, 20 ans, garçon maçon, entré le 17 octobre. *Rhumatisme articulaire aigu.*

Pas d'antécédents rhumatismaux dans la famille. Pas d'attaques antérieures.

A la suite d'un refroidissement, pris, il y a trois jours, de douleurs vives dans toutes les articulations du membre supérieur gauche : fièvre intense, *peu de sueurs spontanées.*

Le membre supérieur gauche, les genoux et les deuxième et troisième orteils du pied droit sont atteints. Au cœur, un peu de liquide dans le péricarde ; souffle voilé au premier temps à la pointe.

Douleurs vives, insomnie. T. 40.

On administre 20 grammes d'élixir de Jaborandi. La salivation et la sueur commencent au bout de 20 minutes. La pleine sueur a duré pendant 3 heures, mais jusqu'au soir le malade a été en moiteur. La soif était très-vive ; il a bu abondamment pendant la sueur, aussi a-t-il eu un vomissement. Jusqu'au matin, la sueur a recommencé, mais avec une moyenne intensité. La journée a été très-calme, les douleurs ont beaucoup diminué, et le malade a passé la soirée dans un grand état de bien-être.

19. — *Le front est toujours couvert de sueur. Le corps est en pleine moiteur.* Les membres supérieurs ont été repris pendant la nuit ; aussi insomnie depuis 2 heures du matin ; mais les genoux et les orteils vont très-bien. Au cœur, l'épanchement péricardique a notablement diminué ; on perçoit des frottements, et les bruits valvulaires s'entendent plus nettement. Le souffle de la pointe n'est plus voilé comme il l'était hier. T. 39°7.

20. — La nuit a été très-bonne ainsi que la soirée d'hier ; a bien dormi. Les membres supérieurs, les genoux et les orteils ne présentent plus que de l'endolorissement, mais l'articulation coxo-fémorale du côté droit est prise. Les bruits du cœur sont encore plus clairs, le frottement plus marqué. *La face est couverte de gouttelettes de sueur, depuis l'action du Jaborandi.* T. 39°6. La quantité d'urine rendue étant très-minime (300 grammes), on n'administre pas de nouvelle dose du médicament, mais on donne 1 gramme de sulfate de quinine.

21. — Sueur abondante, limitée toujours à la face, qui est enluminée. Sauf les deux hanches, toutes les autres articulations vont beaucoup mieux. Urine 1250. — T. 39.

22. — L'épanchement péricardique est résorbé ; on entend un léger souffle doux un premier temps de la base. Encore un peu de sueur. — L'amélioration est considérable. T. 38. — Urine 900.

23. — Épistaxis hier. — L'épaule droite est un peu endolorie. Demande à manger. Se trouve très-bien portant et se lèverait si la hanche gauche n'était encore un peu prise. Plus de sueurs, T. 37°4. — P. 72. — Urine 1250.

24. — Encore une épistaxis. — Amélioration prononcée sur l'état d'hier. L'épaule va bien. P. 72. — T. 37°3. — Urine 1000.

25. — Va très-bien. T. 37°4. — Urine 1450. — P. 72.

26. — S'est levé. — Mange bien. — Urine normale. — Il ne reste qu'un peu de faiblesse générale.

5 novembre. — Descend au jardin tous les jours. — Complétement guéri.

Cette durée anormale des sueurs a été observée aussi dans un cas de *pneumonie à forme adynamique* chez un homme de 40 ans, affaibli par des privations, d'une faible constitution et à qui nous avions donné du Jaborandi coup sur coup, pendant trois jours de suite. Les lésions locales furent notablement améliorées, mais il fut nécessaire de relever le malade qui s'affaiblissait de plus en plus, à l'aide d'une potion alcoolique morphinée. La guérison était complète 7 jours après. En tout cas, il est utile de connaître cette circonstance, afin de ne point abuser du Jaborandi chez les malades qui offrent peu de résistance organique.

Le Jaborandi ne détermine chez le *chien* et chez le *cobaye* aucun phénomène sudoral du côté de la peau. Cela se comprend, puisque ces animaux ne suent pas. Chez le chien, les glandes sébacées situées autour de l'anus, qui fabriquent un produit doué d'une odeur caractéristique, suintent si abondamment pendant l'action du Jaborandi, qu'on peut voir le liquide couler goutte à goutte sur cette région. Ceci est en rapport avec la suractivité des glandes sébacées chez l'homme.

Chez le *cheval* qui sue d'ordinaire si facilement, nous n'avons pu arriver à provoquer la sudation (2 expériences seulement). Mais les chevaux en expérience étaient épuisés ; leur peau était sale, les poils agglutinés par des matières grasses, ce qui empêchait d'autant le jeu régulier des fonctions de celle-ci. Sur un cheval bien soigné, à peau fine, on obtiendrait probablement un résultat tout différent.

## II. — Effets sur la sécrétion de la salive.

La salivation et la sudation marchent de pair et évoluent suivant le même mode, sauf quelques points de détail qu'il est pourtant utile de connaître.

### 1° — PHÉNOMÈNES PRÉCURSEURS.

Le seul symptôme que nous ayons relevé est une sensation de *chaleur* dans la bouche et plus rarement de *plénitude* dans la région sous-maxillaire. Quelquefois, le premier effet produit est un besoin de cracher, bien que la salivation ne soit pas encore établie.

### 2° — ÉVOLUTION ET DURÉE DE LA SALIVATION.

La salivation commence, en général, avant la sueur ; le contraire ne s'est présenté qu'une dizaine de fois environ. Les limites extrêmes du *début* ont été 2 et 35 minutes. Toutes deux ont été observées trois fois. Ici, comme pour la sudation, nous ne connaissons pas les circonstances sous l'influence desquelles cette rapidité et ce retard ont eu lieu. Les chiffres de début les plus fréquents sont 5, 10, 12, 15, 25 minutes ; la moyenne est de 13 minutes ; elle représente assez exactement le début le plus habituel. La salivation devance donc la sudation de 7 à 10 minutes.

Le *maximum* est atteint de 30 minutes à 1 heure après l'ingestion de Jaborandi. Les chiffres de 30, 32, 35, 40, 50 minutes se rencontrent le plus souvent ; la moyenne est de 40 minutes.

La durée moyenne de la *pleine salivation* est d'environ 36 à 40 minutes.

Celle-ci commence à *baisser* 1 heure 15 après le début de l'expérience. Les extrêmes sont 40 minutes et 2 heures 20.

La salivation *prend fin* après 2 heures environ. Ici encore, les extrêmes sont des plus variables ; ainsi, entre 1 heure et 4 heures 30, nous avons relevé 1 heure 10, 1 heure 30, 2 heures, 2 heures 25, etc.

La salivation atteint donc son maximum en même temps que la sudation, commence à décliner avec celle-ci, mais se termine généralement un peu avant elle. Cependant, il arrive quelquefois que la sueur cesse la première.

Pendant toute la durée de l'hypercrinie salivaire, la bouche est le siége d'une sensation de chaleur ; les glandes sous-maxillaires sont un peu tendues ; quand on exerce une pression sur elles, la salive arrive plus abondamment sous la langue, et l'expuition devient plus fréquente.

3° — QUANTITÉ DE LA SALIVE.

La quantité de salive rendue varie dans d'assez grandes proportions. Depuis 100 centimètres cubes, minimum observé, jusqu'à 1,000 et 1,100 centimètres cubes, on peut trouver toutes les quantités intermédiaires. Les plus fréquentes sont 300, 400, 500, 750 centimètres cubes ; la moyenne est de 500. Les trois quarts de cette quantité sont rendus pendant le maximum, c'est-à-dire en 40 minutes. Si l'on admet qu'à l'état normal et dans l'intervalle des repas, la proportion de salive sécrétée est de 15 grammes par heure, on voit que cette quantité est 30 à 40 fois plus considérable durant le maximum d'action du Jaborandi ; à ce moment, en effet, le patient crache 10 à 15 fois par minute.

En dehors des questions de doses, nous connaissons mal les conditions qui influent sur la quantité de la salivation ; ordinairement son abondance est en rapport direct avec celle de la sudation et l'effet le meilleur est obtenu quand les deux actions s'accomplissent avec la même intensité ; mais ce rapport n'existe pas dans un certain nombre de cas ; on peut voir une salivation de 750 centimètres cubes avec une sudation très-modérée ; de même, nous avons pu recueillir 150 grammes de sueur chez un homme qui n'a rendu que 100 centimètres cubes de salive ; toutefois, ce sont là des exceptions.

*L'accoutumance* a moins d'influence sur la sécrétion de la salive que sur celle de la sueur ; aussi, dans les quatre cas où la sudation a été insignifiante, la quantité de salive s'est élevée à 100 et 200 centimètres cubes. Nous ne l'avons vu manquer qu'une seule fois, dans l'observation II. Donc, la salivation est constante et elle est moins modifiée que la sudation par toutes les circonstances individuelles et morbides.

4° — QUALITÉS DE LA SALIVE.

A) *Caractères physiques*. — Pour observer les caractères physiques et chimiques de la salive, nous avons pris la précaution de faire expectorer dans un autre vase les crachats bronchiques et pharyngiens. La salive ainsi séparée est *opaline*, peu mousseuse ; mise dans un verre à pied, elle laisse déposer un *sédiment* blanchâtre formé de cellules épithéliales ; par les caractères physiques, elle présente une grande analogie avec la salive sous maxillaire que Kühne et Eckhard ont obtenue après la section du grand sympathique. Elle est d'une grande *viscosité*, s'écoule en masse et filtre avec une très-grande lenteur ; mais au bout de quelques heures, la viscosité diminue et 12 heures environ après son émission, elle devient très-fluide. — Filtrée deux fois, elle est très-claire et perd sa viscosité, mais elle contient encore en suspension quelques-uns de ces éléments cellulaires semblables à des globules blancs signalés déjà par Leeuwenkoeck. Mais après quelques heures elle devient *louche* ; cette opalescence augmente peu à peu, et la surface du liquide se recouvre d'un *cremor* brillant, irisé, pendant qu'un léger dépôt se forme au fond du verre ; cette couche irisée et ce dépôt sont constitués par du *carbonate de chaux* amorphe, uni à une *matière organique* et à de nombreux *vibrions* qui se développent rapidement dans cette salive abandonnée à l'air.

La *densité* est de 1,0045 (moyenne de 7 observations dont le minimum a été de 1,0035 et le maximum de 1,006).

B) *Caractères chimiques*. — Au commencement et à la fin de l'expérience, la salive rendue *bleuit* énergiquement le papier de tournesol. — Elle contient les sels minéraux suivants : *carbonate*, *sulfates*, *phosphates*, *chlorures*, unis à la *soude*, à la *potasse* et à la *chaux*.

Les carbonates et les chlorures sont en grande abondance, les sulfates et les phosphates sont en plus petite quantité. A ce propos, rappelons que nous avons pu constater une fois de plus le fait indiqué par M. le professeur Gubler, à savoir que la présence des matières albuminoïdes dans un liquide, masque la présence de certains sels, de manière à en dissimuler les réactions (1). Ainsi, dans la salive elle-

(1) Gubler, *Commentaires thérapeutiques du Codex*, Introduction, p. 12, Paris, 1868.

même, nous n'avons obtenu aucune des réactions des phosphates ;
mais en évaporant ce liquide, en calcinant le résidu et en le repre-
nant par l'acide chlorhydrique, on a démontré la présence d'une proportion notable de ces sels.

1° *Ptyaline.* — La salive précipite par le sous-acétate de plomb, les
sels de fer, de mercure et par les acides azotique et acétique qui déterminent une effervescence marquée ; elle précipite aussi par l'alcool ;
la matière recueillie dans cette dernière réaction est pulvérulente,
blanche et transforme énergiquement l'amidon cuit en sucre. D'ailleurs, la *propriété saccharifiante* de cette salive est considérable, au
moment même de son émission et avant qu'elle n'ait été altérée par
le contact de l'air, ce qui vient à l'encontre de l'opinion des auteurs
qui pensent que cette action de la salive est surtout un résultat de son
altération. Diluée au 1/500 et exposée à une douce température,
elle transforme l'amidon en sucre au bout de 10 minutes ; au 1/400,
la transformation s'opère en 5 minutes ; au 1/100, elle est presque
instantanée.

2° *Sulfocyanure.* — Elle contient aussi en grande abondance la
matière encore indéterminée qui donne une coloration rouge avec le
perchlorure de fer et que l'on croit être le *sulfocyanure de potassium*
Cette coloration s'obtient, soit avec la salive fraîche, soit avec celle
qui a séjourné à l'air pendant un certain temps.

3° *Chlorures.* — Dans la salive normale, on trouve 0$^{gr}$84 de
chlorures pour 1,000. La quantité que nous avons déterminée est un
peu plus considérable ; elle s'élève à 1$^{gr}$40 (moyenne de 8 dosages).
Donc augmentation par litre de 0$^{gr}$56 et sur la quantité rendue
(750 grammes) 0$^{gr}$42.

4° *Urée.* — Pettenkoffer, en 1848, a signalé la présence normale
de l'urée dans la salive (1). D'autres expérimentateurs l'ont rencontrée
depuis cette époque ; nous-même l'avons trouvée chez une hystérique
dont M. le D$^r$ Bernutz nous avait prié d'analyser la salive. On admet
maintenant que sa quantité s'élève à 0$^{gr}$450 par litre de liquide.
Nous avons fait 8 dosages dont la moyenne a été de 0$^{gr}$717 par
litre ; le minimum était de 0$^{gr}$590 ; le maximum de 0$^{gr}$835. —
L'excès d'urée dans la salive sécrétée sous l'influence du Jaborandi
est donc de 0$^{gr}$267 par litre, et de 0$^{gr}$200 dans la quantité rendue. Cette augmentation est de peu d'importance, si l'on tient compte
des nombreuses causes d'erreur qui peuvent influer sur les dosages
de l'urée, surtout quand on opère sur un liquide qui n'en contient
que des quantités aussi minimes.

(1) Pettenkoffer, *Buchner's Repertorium für die Pharm.*, t. LI, p. 289, 1848.

### 5° — ORIGINE DE LA SALIVE.

Il est facile de voir que la salive rendue pendant l'action du Jaborandi diffère assez notablement de la salive mixte normale, par sa viscosité, sa richesse en carbonates, en sulfates, en chlorures, en sulfocyanure et en urée. Sa viscosité la rapproche de la salive sous-maxillaire ; sa richesse en carbonates, en matières coagulables par l'acide azotique et sa densité la rapprochent de la salive parotidienne.

Cette proportion de principes albuminoïdes nous prouve qu'il s'agit, à la fois, d'une action spéciale sur les glandes salivaires elles-mêmes et d'une action sur leur système circulatoire : des actes d'osmose peuvent séparer du sang les principes minéraux ou organiques cristallisables, mais les substances coagulables des salives normales n'existent pas dans le sang ; elles sont fabriquées par les cellules glandulaires ou résultent de la fonte de celles-ci. La présence de ces deux ordres de principes immédiats nous montre que sous l'influence du Jaborandi, il y a, d'une part, apport plus considérable de matériaux et, d'autre part, suractivité des cellules glandulaires. Ces faits nous serviront plus loin, dans l'exposé de l'action physiologique du médicament.

En examinant un individu soumis au Jaborandi, on constate d'assez grandes différences sur l'origine de la salive. L'observation IV nous prouve que les glandes sub-linguales fonctionnent activement, puisqu'elles peuvent se gonfler et devenir douloureuses ; on peut voir la salive parotidienne sourdre en abondance par le canal de Stenon ; mais nous croyons que les glandes sous-maxillaires fournissent, en général, une grande partie du liquide sécrété ; chez quelques sujets même, ces glandes paraissent être seules en jeu ; chez d'autres, au contraire, ce sont les parotides qui semblent sécréter le plus, quoique nous n'ayons pas vu que la pression sur ces glandes déterminât l'afflux d'une plus grande quantité de salive dans la bouche. Mais les glandules palatines, géniales, etc., entrent aussi pour leur part dans la sécrétion ; on peut s'en assurer par l'examen direct ; d'autre part, la sécheresse du palais après l'action du Jaborandi, la douleur dont cette région était le siége dans l'observation IV, viennent encore à l'appui de cette opinion.

### 6° — PHÉNOMÈNES CONSÉCUTIFS.

Après ce surcroît d'action, les glandes salivaires paraissent épuisées ; aussi, pendant 24 à 30 heures, la bouche est-elle sèche et la salive sécrétée en très-petite quantité. Cependant, si les sujets mangent, l'excitation physiologique déterminée par la présence d'un aliment dans la bouche détermine, quand même, la sécrétion salivaire habituelle, mais cette excitation est nécessaire : si l'on ne mange pas, la bouche reste sèche. C'est à cette *sécheresse de la bouche*, ainsi qu'à l'énorme déperdition des liquides éliminés par la salive et la sueur, qu'il faut rapporter la soif vive qui accompagne et suit l'action du Jaborandi.

Dans l'immense majorité des cas, on n'observe rien autre chose que cette sécheresse transitoire de la muqueuse buccale et l'action du Jaborandi sur la sécrétion salivaire, une fois terminée, ne laisse aucune trace. Mais dans quelques circonstances encore mal determinées, le médicament influence si énergiquement l'appareil salivaire, qu'il peut déterminer l'apparition de quelques accidents sur lesquels il est nécessaire d'appeler l'attention. Notons tout d'abord, que ces accidents sont très-rares, puisque jusqu'à présent, ils n'ont été vus que quatre fois : trois fois par nous, une fois par M. le professeur Lorain, qui a eu l'extrême obligeance de nous communiquer son observation. Voici ce dont il s'agit :

Pendant qu'agissait le Jaborandi, on a vu survenir, dans trois cas, des tuméfactions douloureuses des glandes sous-maxillaires et sublinguales, et ces gonflements ont persisté dans deux cas, pendant un temps relativement assez long, puis se sont terminés, sans traitement, par une résolution complète. Dans le troisième cas, la tuméfaction qui portait exclusivement sur la glande sub-linguale, a disparu en quelques heures. Dans le quatrième cas, où les parotides étaient en jeu, il n'y eut simplement qu'un endolorissement passager des deux glandes, sans tuméfaction appréciable ; les sous-maxillaires étaient un peu sensibles à la pression, mais non gonflées ; les sublinguales étaient saines. La malade avait déjà pris six fois du Jaborandi, à la même dose, sans en éprouver le moindre inconvénient. Nous rapportons, ci-après, les trois premiers faits ; nous chercherons ensuite à établir leur nature.

OBSERVATION IV. — G. Honoré, 18 ans, cerusier, salle Saint-Louis, n° 19· Entré le 5 décembre. — *Paralysie saturnine ancienne.*

Pendant près d'un an, cet homme était resté dans nos salles avec une paralysie saturnine des quatre membres et du diaphragme. Parti guéri, il avait été repris d'une grande faiblesse dans les extenseurs de la main et avait demandé à rentrer à l'hôpital. Sauf cela, bonne santé habituelle depuis sa sortie. Le 9 décembre, à 9 h. 50, on lui administra une dose d'Elixir de Jaborandi, représentant 7 grammes de feuilles. Quelques jours auparavant, ce mode de traitement nous avait donné d'excellents résultats dans un cas semblable. T. A. 37, 2. P. 64.

9 h. 55. — La face se colore fortement, les pupilles se contractent un peu, le

patient éprouve du vertige. *La salivation commence. Il ressent en même temps une sorte de tension dans la région sous-maxillaire.*

10 heures. — La sueur commence, s'étend rapidement à tout le corps et devient immédiatement très-abondante.

10 h. 05. — T. 37, 2. P. 86. Le malade éprouve une grande envie d'uriner accompagnée d'une démangeaison dans le canal de l'urèthre et de ténesme vésical. Le larmoiement est très-manifeste. *La tension sous maxillaire devient une vraie douleur, et la salivation diminue beaucoup.* La face est toujours très-rouge, les pupilles normales, violente céphalalgie. La cuisson uréthrale s'accroît, bien que le sujet n'ait plus envie d'uriner.

10 h. 15. — T. 36,2. *La salivation a presque cessé;* le larmoiement diminue; la sueur augmente.

10 h. 20. — T. 36,2. *La douleur sous-maxillaire augmente. Picotements au voile du palais et dans l'arrière-gorge.*

12 heures. — Fin de la sueur. Quelques nausées. *Salive 125 grammes seulement et d'une extrême viscosité.*

Pendant la journée, la *région sous-maxillaire enfle beaucoup* et vers le soir vous revoyons le malade très-inquiet. Sa tête est encadrée à la base par deux *tuméfactions de la grosseur d'un petit œuf,* très douloureuses, gênant les mouvements de la mâchoire et de la tête.

10 décembre. — Les *glandes sous-maxillaires sont aussi grosses et aussi douloureuses.* La moindre pression est pénible, mais la douleur siége exclusivement dans les glandes. Les mouvements de la bouche et du pharynx sont très-gênés. *La cavité buccale est très-sèche :* depuis hier il ne vient dans la bouche qu'une très-petite quantité de salive à peine suffisante pour qu'il soit possible de la déglutir. La pression est douloureuse sur le *voile du palais et la région palatine antérieure.* Les *glandes sub-linguales,* sans être plus volumineuses qu'à l'état normal, sont très sensibles au toucher.

Rien du côté des parotides. T. 37, 3. P. 66.

11. — Les *glandes sous-maxillaires ont diminné de moitié depuis hier,* la douleur à leur niveau est beaucoup moins vive. Mais *la bouche est toujours très-sèche.* La peau est plus chaude, les mouvements des mains paraissent plus faciles; il semble que la poussée exercée du côté de la peau par le Jaborandi ne soit point encore apaisée.

12. — Il ne reste qu'une *trace à peine sensible* du gonflement des glandes sous-maxillaires. *La bouche n'est plus sèche,* la salive commence à arriver sous la langue.

13. — Tout est terminé, les *glandes salivaires sont revenues à l'état normal.* La salive arrive dans la bouche comme à l'ordinaire. Aucune gêne dans la déglutition et dans les mouvements de la mâchoire ; plus de douleur à la pression.

Voici maintenant le fait observé par M. le professeur Lorain, dans sa clientèle.

Observation V. — C. âgé de 49 ans, *albuminurique*, de constitution goutteuse, non alité, urinant beaucoup (2,400 grammes), mangeant bien ; pâle, faible, exempt d'œdême. A eu des saignements de nez abondants et des apoplexies du fond de l'œil avec décollement de la rétine. *La peau est décolorée et ne laisse point paraître de transpiration.*

Le 1er décembre 1874, je fais prendre une infusion de Jaborandi, à la dose ordinaire. Le liquide est bu à 9 heures 1/2 du soir. Le malade se couche et une heure après, vers 11 heures, il est réveillé par une sensation particulière dans la bouche : il lui semble que sa langue est soulevée; il salive abondamment et demeure une partie de la nuit occupé à éponger cette salive qui a imprégné les oreillers et le drap de son lit ; il est obligé de se tenir penché, la bouche en bas, à cause de l'*incroyable flux de salive* qui s'échappe continuellement. J'ai pu, par le poids des linges humides, comparé à leur poids quand ils furent séchés, évaluer cette perte de salive à 500 ou 600 grammes.

L'analyse de ce liquide n'a pas été faite; cependant, il est possible de savoir quelles glandes ont fonctionné plus particulièrement. Le lendemain matin en effet, je fus mandé en hâte près du malade, et l'on me dit, d quanj'entrai dans la maison, qu'il avait les oreillons et qu'il était tout défiguré. En effet, ce malade qui a le visage rasé, se présente à moi sous l'aspect d'un homme qui a les oreillons ; *mais le gonflement douloureux était exactement limité aux glandes sous-maxillaires ; celles-ci faisaient une énorme saillie sous la mâchoire infé-rieure, et le toucher de cette région était très-douloureux.* Il n'existait rien de semblable sous le menton, ni dans la région parotidienne.

Cet état a persisté pendant plus de cinquante heures avec une décroissance progressive. J'avoue que je fus fort en peine d'expliquer au malade un acci-dent dont je ne l'avais pas prévenu en lui administrant le médicament. Je lui avais promis qu'il transpirerait et, en effet, il avait un peu sué de la tête et de la poitrine, une heure après l'ingestion de l'infusion; mais cette sueur avait été peu abondante, et tout l'effet du médicament s'était épuisé sur les glandes sous-maxillaires dont le gonflement douloureux venait me révéler l'activité, de telle façon que, si elles n'ont pas été uniquement atteintes, elles l'ont été du moins plus particulièrement.

Dans l'observation suivante, la douleur et le gonflement furent localisés aux glandes sub-linguales : les sous-maxillaires et les pa-rotides restèrent indemnes.

OBSERVATION VI. — L. Charles, garçon de cuisine, 17 ans. Salle Saint-Louis, nº 20. Entré le 2 décembre 1874. — *Rhumatisme articulaire aigu.*

Première atteinte. — Début le 30 novembre.

Les membres inférieurs sont fortement pris ; les genoux surtout sont extrê-mement douloureux. — Peu de chose dans les membres supérieurs ; mais l'articulation sterno-claviculaire et celles de la colonne cervicale sont gonflées et très-douloureuses.

Fièvre, insomnie, inappétence, langue saburrale, constipation, etc. Peu de sueurs.

Au cœur, souffle très-léger au premier temps de la pointe. Quelques irrégu-larités du pouls.

3 décembre. — A 10 heures 35 du matin, on donne une infusion de 5 grammes d'écorce de Jaborandi dans 150 grammes d'eau.

A ce moment, température axillaire 38°9. Température rectale 39°2. Pouls 72. Salivation immédiate, qui cesse deux minutes après.

10 heures 45. — Température axillaire 38°8. Pouls 84. La salivation recom-mence et devient rapidement abondante. Quelques nausées.

10 heures 50. — Peau absolument sèche.

10 heures 57. — Température rectale 39°1. Début de la moiteur.

11 heures. — La sueur est bien établie. Vive envie d'uriner, mais peu de ténesme vésical.

11 heures 10. — La sueur est très-abondante. Pouls 94. Début de l'hypersécrétion bronchique. Le malade expectore fréquemment. État nauséeux peu prononcé.

11 heures 25. — Température axillaire 38°8. Sueur de plus en plus abondante : augmentation de la sécrétion lacrymale. En même temps, *le malade se plaint de ressentir sous la langue une vive douleur* qui empêche les mouvements de cet organe et gêne assez l'expuition pour que le sujet ne puisse cracher et soit forcé d'avaler sa salive. A la douleur succède une *sensation de gonflement très-pénible*. En explorant le plancher de la bouche, nous voyons que les glandes sub-linguales forment une légère saillie, douloureuse à la pression. Rien au niveau des sous-maxillaires et des parotides. Avec l'apparition de cette douleur, coïncide *une diminution de la salivation*, qui était auparavant très-abondante.

11 heures 37. — Température rectale 39°. Pouls 96.

12 heures 30. — La salivation a cessé, mais la sueur continue toujours quoiqu'elle commence à décliner. Un vomissement facile, sans effort, d'un liquide alcalin, qui n'est probablement autre que la salive avalée.

2 heures. — La sueur cesse seulement. *La douleur sub-linguale et la sensation de gonflement ont beaucoup diminué :* le malade commence à pouvoir cracher et parler, ce qu'il ne pouvait faire auparavant.

4 décembre. — Grande amélioration dans la plupart des articulations atteintes. Seuls, les genoux sont encore aussi gros. *Plus rien du côté des glandes sublinguales.*

Température axillaire 38°4. Température rectale 39°1. Pouls 53.

5. — Va beaucoup mieux. Les genoux sont en meilleur état.

7. — Demande à manger. Température normale.

11. — Se lève depuis 2 jours.

On peut résumer ainsi ces observations : dès que le Jaborandi commence à agir, les malades perçoivent déjà certaines sensations qui peuvent faire craindre l'apparition des accidents ; ce sont : une tension désagréable dans la région sous-maxillaire, puis une véritable douleur, qui augmente par la pression et les mouvements fonctionnels de la région ; enfin l'extrême viscosité de la salive et la diminution de sa quantité au moment où apparaissent les premiers symptômes. (Obs. IV et VI.) L'affection confirmée se traduit par une tuméfaction quelquefois énorme, puisque dans un cas, le malade semblait avoir les oreillons et que dans l'autre la mâchoire inférieure était encadrée par deux énormes saillies ; le gonflement est de consistance assez molle; il est très-douloureux, surtout quand on exerce la pression sur le plancher de la bouche ; il est localisé aux glandes sous-maxillaires, sub-linguales et aux glandules palatines ; mais rien ne prouve qu'il ne puisse affecter aussi les glandes parotides, puisque celles-ci peuvent devenir douloureuses. La peau et les tissus ambiants sont sains, non adhérents, non douloureux, mais un peu rouges. En même temps, l'on observe une diminution notable dans la quantité de la salive sécrétée pendant tout le temps que dure le gonflement : il en résulte une plus grande sécheresse de la bouche, une soif vive et des mouvements de déglutition plus fréquents, qui réveillent la douleur spontanément peu intense.

Et cela dure pendant un temps variable : de deux et trois heures à cinquante heures, à deux jours et demi ; tous les symptômes diminuent graduellement ; la douleur cesse d'abord, les mouvements fonctionnels deviennent plus faciles ; le gonflement disparaît le dernier ; la résolution est aussi complète que possible.

Nous ne pouvons rapporter ces accidents à une cause appréciable : dans un cas (Obs. IV) la dose du médicament a été un peu forte, mais des doses semblables ont été plusienrs fois administrées par nous, sans produire rien d'analogue. Doit-on croire que ces accident surviennent, quand l'effet du médicament s'est épuisé tout entier sur les glandes salivaires, comme le ferait penser l'observation V, où l'on n'a observé qu'une sudation médiocre ? Si cette cause existe comme nous le croyons, en tout cas elle n'est pas la seule, puisque la sudation a été très-abondante dans les observations IV et VI. — Enfin, si dans deux cas, la quantité de salive rendue a été assez faible, dans les deux autres, elle n'a pas varié : le rapport de cause à effet n'est donc pas ici plus manifeste ; mais, comme toujours la secrétion salivaire a diminué un peu après le début des premiers symptômes, on doit admettre que celle-ci est la conséquence et non la cause de ces derniers. Nous pensons avec M. Gubler que la qualité de la salive joue dans cette question, un grand rôle, mais ceci touche déjà à la pathogénie.

Il est impossible de préciser la nature de cet accident, puisque nous ne connaissons pas la lésion anatomique qui le produit et que nous n'avons pas encore étudié ce point dans nos expériences sur les animaux.

Est-ce une congestion de la glande ou simplement un engorgement de ses canaux par la salive sécrétée et non émise au dehors ? Nous croyons que ces deux hypothèses peuvent se défendre et que toutes deux jouent un rôle dans la production du phénomène. La viscosité de la salive, la diminution de la quantité rendue au moment où les premiers symptômes paraissent, la rougeur de la peau, la mollesse de la glande atteinte, la résolution complète et rapide viennent à l'appui de notre opinion. Il y aurait donc, à la fois, *congestion et engorgement de la glande*. Le réseau vasculaire de celle-ci reçoit, à un moment donné, une grande quantité de sang : elle est turgescente ; ses cellules sécrétoires, sous cette double influence, d'un apport plus considérable de sang d'une part et d'autre part de principes nouveaux contenus dans celui-ci, qui tendent à s'éliminer, fonctionnent avec une activité telle, que la salive produite, visqueuse, riche en matériaux directement fabriqués par la glande, s'écoule difficilement au dehors ; et c'est peut-être en raison de la fluidité de son produit de sécrétion que la parotide, tout en devenant douloureuse à la suite de cette irritation sécrétoire exagérée, n'a pas présenté les symptômes d'engorgement rencontrés dans les glandes sous-maxillaires et sub-linguales.

Nous ne savons pas si cet engorgement peut encore se montrer sous d'autres aspects, ni si sa marche est toujours analogue. En tout cas, dans des conditions semblables à celles que nous venons de rapporter, il vaut mieux s'abstenir de tout traitement et attendre la résolution spontanée : cependant, on pourrait tenter de diminuer la congestion glandulaire par des applications froides sur la région sous-maxillaire, en même temps qu'on pratiquerait une légère révulsion sur les membres inférieurs, à l'aide d'un pédiluve salé ou sinapisé, ou de tout autre moyen.

### 7° — EFFETS SUR QUELQUES ANIMAUX.

Injectée dans la veine crurale d'un *chien*, l'infusion aqueuse de Jaborandi détermine si rapidement une hypersécrétion salivaire, que celle-ci commence avant que l'on ait eu le temps de retirer la canule de la seringue. Chez un chien de forte taille, un gramme de feuilles suffit pour amener une sécrétion des plus abondantes.

Les *chevaux* chez lesquels nous n'avons pu obtenir de sueur avec 60 grammes de feuilles, salivent abondamment : dans une expérience, on a pu recueillir près d'un seau (10 litres) de salive.

Chez le *cobaye*, une solution d'extrait aqueux injectée sous la peau, à la dose de 1 à 2 grammes, détermine d'abord un *tremblement généralisé* qu'on peut observer aussi chez tous les animaux soumis au Jaborandi. Au bout de 3/4 d'heure, l'animal commence à faire de fréquents mouvements de déglutition ; après une heure, un peu de salive apparaît à la bouche et s'écoule, mais la majeure partie du liquide sécrété est avalée et on peut, à l'autopsie, le retrouver dans l'estomac, qui contient un liquide spumeux et très-alcalin. En somme, la salivation est abondante. Si l'on sacrifie l'animal, on trouve une congestion intense de toutes ses glandes salivaires et des tissus ambiants ; les parotides sont violacées, les

veines du plancher de la bouche gorgées d'un sang noir qui rougit
rapidement à l'air.

### III. — Effets sur l'appareil oculaire.

Les effets du Jaborandi sur l'appareil oculaire sont d'un ordre
déjà secondaire, en raison de leur peu d'intensité habituelle. Le
plus important, à cause de sa fréquence, est l'augmentation de la sécrétion lacrymale : ensuite viennent des symptômes pupillaires et,
dans quelques cas très-rares, certains troubles de la vision.

A). Hypercrinie lacrymale. —Elle apparaît, dans les deux tiers
des cas, 30 à 40 minutes après l'ingestion du Jaborandi : elle cesse
vers le déclin de la salivation et de la sudation. Son abondance n'est
pas extrême, mais la glande lacrymale sécrète assez pour que, de
temps à autre, une larme vienne perler sur la joue. L'œil est brillant et humide. La *réaction* des larmes est *alcaline*.

Pendant ce larmoiement, nous n'avons pas observé d'autre symptôme qu'un peu de *picotement* au niveau du bord ciliaire. Il parait
exister, entre la sudation, la salivation et l'hypercrinie lacrymale,
des rapports assez étroits : cette dernière n'est jamais aussi caractérisée que lorsque les premières et surtout la sudation sont d'une
grande abondance.

B) Phénomènes pupillaires. — Dans un grand nombre d'observations, la pupille se contracte vers le moment où la sueur se généralise ; cette contraction dure alors autant que la pleine sueur, mais
l'instant où elle cesse est très-variable : tantôt elle reprend son état
normal à la fin de la sueur, tantôt elle reste encore contractée pendant une heure ou deux, tantôt elle présente des alternatives de dilatation et de contraction. Le lendemain, elle est revenue à sa dilatation habituelle ; quelquefois même, elle est plus grande qu'à l'ordinaire. Pendant sa contraction, elle reste néanmoins sensible aux
alternatives de lumière et d'obscurité. Sans que nous ayons pu en
déterminer la raison, le Jaborandi n'a souvent aucune action sur la
pupille, qui conserve ses dimensions pendant tout le temps de la sudation. La pupille paraît être aussi peu influencée par la plus ou
moins grande abondance des larmes : du moins, nous n'avons dans
nos observations rien de concluant à ce sujet.

Nous pensons, cependant, d'après l'examen de nos observations,
qu'une dose élevée influence assez énergiquement la pupille, et
M. Coutinho nous a raconté qu'ayant donné à un petit malade de
5 ans une infusion de 4 grammes de feuilles de Jaborandi, le petit

malade, après une suée abondante, se refroidit considérablement et présenta un rétrécissement très-marqué de l'ouverture pupillaire.

C) TROUBLES VISUELS. — Ils sont de deux ordres :

Les premiers n'ont aucune importance ; le malade voit un peu trouble ; des mouches brillantes et des brouillards irisés passent devant ses yeux : le tout disparaît quand on essuie l'œil avec précaution ou quand on fait cligner les paupières plusieurs fois de suite ; on voit donc que ces troubles tiennent aux larmes, qui, s'écoulant sur la cornée, font l'office de prisme et aux corpuscules qu'elles contiennent en suspension (épithélium, mucus, etc.).

Les seconds, au contraire, sont de tout autre nature. Ils sont très-rares ; nous ne les avons observés que deux fois, et cependant tous nos malades ont été soigneusement interrogés sur ce point. Dans le premier cas, il y eut une abolition presque complète de la vision, pendant près de une heure et demie ; dans le deuxième, il y eut une diminution de la vision avec perception de nombreuses mouches blanches semblables à des flocons de neige. — Voici les observations de nos deux malades :

OBSERVATION VII (1). — F. H..., âgé de 30 ans. *Bronchite aiguë chez un emphysémateux.*

Sujet à de violents accès de dyspnée et d'étouffement exaspérés par la bronchite récente.

On lui donne, à 10 heures du matin, une infusion tiède de 4 grammes de feuilles de Jaborandi.

A 10 heures 15. — Salivation abondante.

A 10 heures 20. — Début de la sueur.

A 10 heures 30. — Au moment où la salivation et la sueur arrivent au maximum, *la vue du malade s'obscurcit à tel point qu'il voit à peine le crachoir placé près de sa bouche.* On lui essuie doucement les yeux, on regarde si quelques filaments de mucus ne se sont pas placés sur la cornée ; on répète plusieurs fois ces examens, mais la vue ne se rétablit pas.

A 11 heures. — Vomissements, sans aucun effort, de matières glaireuses ; le malade était complétement à jeun. *La vue est toujours troublée ; il est impossible de distinguer les objets les plus proches.*

A 12 heures. — *La vue se rétablit subitement, sans le secours de quoi que ce soit.*

A 12 heures 30. — La salivation et la sueur commencent à décliner. Au même moment, violente envie d'uriner, avec sensation douloureuse dans le bas-ventre ; ténesme vésical ; le malade rend à peine quelques gouttes d'urine.

A 1 heure 1/2. — Fin de la salivation et de la sueur. La faim est très-grande ; le malade mange copieusement. Poids de la salive rendue : 760 grammes.

Le lendemain, amélioration considérable de la bronchite, qui avait disparu quelques jours après.

(1) Cette observation a été recueillie par M. Sabourin, externe du service de M. Gubler.

Observation VIII. — L. Louis, garçon marchand de vin, 28 ans. Salle Saint-Louis, n° 5. — *Convalescent d'alcoolisme aigu.*

On lui donne, à 10 heures 30, une infusion de 5 grammes de feuilles de Jaborandi, dans le but de recueillir la sueur pour y doser l'urée.

La sudation débute à 10 heures 25, avant la salivation qui ne commence qu'à 10 heures 35.

Toutes deux atteignent leur maximum à 10 heures 55. A ce moment, survient un violent besoin d'uriner, mais sans ténesme. Un peu de larmoiement.

A 10 heures 58. — *Le malade éprouve dans la vision une sensation étrange : il voit passer devant ses yeux une multitude de points blancs, semblables à des flocons de neige; cependant la vue n'est pas obscurcie ;* il reconnaît bien les objets, même à une grande distance. Les pupilles se contractent un peu.

A 11 heures. — *Une sorte de brouillard s'étend devant les yeux ;* nous essuyons les larmes, qui sont très-peu abondantes ; nous faisons cligner fréquemment afin de débarrasser la cornée ; *la vue reste toujours troublée et la sensation de flocons de neige est toujours perçue.*

A 10 heures 10. — *Les troubles visuels diminuent subitement;* plus de brouillard, mais toujours quelques points blancs, mobiles. La tête est lourde.

A 11 heures 20.—*Le trouble reparaît avec quelques picotements désagréables* qui forcent le malade à s'essuyer fortement les yeux ; il n'y a plus de larmoiement. Quelques nausées.

A 11 heures 30. — Les pupilles sont toujours contractées, mais *la vue est un peu meilleure.* En somme, *l'état de la vision présente de grandes intermittences depuis 20 minutes,* diminuant et augmentant brusquement à chaque instant. Vive céphalalgie ; la tête lui paraît creuse et vide.

12 heures 5. — *Même état de la vision.* La face et le corps ont beaucoup pâli. Sensation de profonde faiblesse ; nausées. — La sueur, la salive et les sécrétions nasales et bronchiques sont à leur déclin.

12 heures 15. — *La vue revient ; les flocons disparaissent.* La pupille se contracte encore.

12 heures 25. — Fin de la sudation.

1 heure 30. — Fin de la salivation. Peau très-sèche. Le malade vomit à 1 heure 25. Vomissements acides. *La vue est absolument revenue à l'état normal.*

Le lendemain, il se sent très-bien portant ; il nous raconte que, pendant la journée, il a mangé de grand appétit, mais qu'il s'est senti faible jusqu'à la nuit. Les pupilles sont revenues à leur état normal.


Il est évident que, dans les deux observations qu'on vient de lire, les troubles visuels ne peuvent pas être rapportés à la première condition que nous avons indiquée ; car, en essuyant les yeux ou par le clignement des paupières, on aurait pu les modifier.

Tout en les rapportant à des troubles circulatoires intra-oculaires, nous ne connaissons ni leur cause, ni leur nature.

Ils ont débuté brusquement et cessé de même, après avoir présenté dans leur marche quelques oscillations. Consécutivement la vision n'a point été troublée ; elle est revenue complétement à l'état normal. L'effet a donc été purement transitoire et sans aucune gravité.

D) Effets sur quelques animaux. — Le *chien*, le *cobaye* et le *cheval* ont présenté une hypercrinie lacrymale des plus marquées dans la plupart de nos expériences. Mais c'est chez le chien que ce symptôme a été le plus manifeste.

### IV. — Effets sur la sécrétion de la muqueuse nasale.

Nous n'insisterons pas sur les phénomènes d'*hypercrinie nasale* déterminés par le Jaborandi; très-inconstants, ordinairement peu marqués, ceux-ci n'offrent qu'un intérêt médiocre.

Une demi-heure environ après l'absorption du médicament, quand la sudation et la salivation commencent à se généraliser, le sujet éprouve le besoin de se moucher. Pendant toute la durée de l'action du Jaborandi, ce même besoin se fait sentir encore de trois à cinq fois; il cesse avec le déclin de la sudation.

Les mucosités rejetées sont d'aspect et de consistance variables; le plus souvent elles sont claires et filantes, leur réaction est fortement alcaline.

On pourrait se demander, au premier abord, si cette augmentation de la sécrétion nasale est bien réelle et si les mucosités rejetées en plus grande abondance ne sont pas tout simplement constituées par une certaine quantité de larmes, qui affluent dans la cavité du nez par les points lacrymaux et le canal nasal. Certes, il est évident que les larmes entrent pour une large part dans les liquides qui s'écoulent par le nez, puisque la quantité de ceux-ci est en raison directe de la quantité des larmes et que la sécrétion nasale n'est jamais aussi intense que chez les sujets qui larmoient abondamment; mais nous croyons que le Jaborandi possède aussi une action propre sur les glandules de la muqueuse de Schneider, car nous avons observé l'hypercrinie nasale dans des cas où le larmoiement manquait absolument.

L'hypercrinie nasale n'est accompagnée ou suivie d'aucun phénomène digne d'être noté.

Elle s'observe aussi dans les expériences sur les animaux, tels que le *chien* et le *cheval* sur lesquels elle est assez marquée. Chez le *cobaye*, on voit sourdre aussi par les orifices nasaux des mucosités rendues spumeuses par le passage incessant de l'air.

### V. — Effets sur les sécrétions de la muqueuse trachéobronchique.

Il y a, pendant l'action du Jaborandi, une augmentation réelle des sécrétions de la muqueuse trachéo-bronchique. Cet effet rentre aussi dans la catégorie des phénomènes d'une importance secondaire, mais il est susceptible de conduire à quelques applications dans l'ordre des indications thérapeutiques.

*L'hypercrinie des glandules trachéo-bronchiques* procède de la même manière que l'augmentation des sécrétions lacrymale et nasale. Au moment où la salivation se rapproche de son maximun, c'est-à-dire 30 à 40 minutes après l'absorption du médicament, le patient éprouve dans l'arrière-gorge une sorte de chatouillement qui le force à tousser de temps à autre ; après chaque effort de toux, il expectore des crachats qui, dans l'état normal, sont grisâtres et peu fluides. Pendant toute la durée de la salivation, un homme bien portant expectore de 4 à 10 fois ; vers le déclin de celle-ci, la sécrétion bronchique s'arrête.

Quand la muqueuse trachéo-bronchique est le siége d'un catarrhe aigu ou chronique, le Jaborandi ne paraît pas produire, à proprement parler, une hypersécrétion notable ; mais si la quantité des crachats ne varie pas ou varie peu, il est incontestable que ceux-ci sont rendus beaucoup plus fluides et surtout beaucoup plus faciles à détacher ; ainsi la toux sèche au début, devient graduellement plus grasse, et les mucosités, d'abord adhérentes, sont ensuite expulsées avec moins d'efforts.

Mais, quand l'action du médicament est épuisée, que la salivation et la sudation sont complétement terminées, on voit, comme pour la sécrétion sudorale bronchique, succéder à l'hypercrinie une véritable sécheresse de la muqueuse. L'arrière-gorge est aride, les mouvements de déglutition deviennent plus fréquents et difficiles ; la toux et l'expectoration cessent chez l'homme bien portant ; dans les cas de bronchorrée, on peut voir diminuer d'une façon notable la quantité des mucosités rendues dans un espace de temps donné.

Cet état de sécheresse de l'arrière-gorge et de la trachée dure, en général, pendant les 24 heures qui suivent l'administration du Jaborandi ; puis, ce temps écoulé, tout rentre dans l'ordre habituel. Comme on le voit, l'analogie est complète avec ce qui se passe du côté de la peau et des glandes salivaires.

Il est facile de prévoir dès maintenant quelle application on peut faire de ces effets dans les affections catarrhales aiguës et chroniques de la muqueuse trachéo-bronchique.

Les glandules laryngiennes doivent être aussi influencées par cette action : mais, pour l'instant, bornons-nous à signaler ces faits, dont nous chercherons plus tard à tirer les conséquences.

L'observation IX peut être considérée comme un exemple des effets de notre médicament sur la muqueuse trachéo-bronchique dans les cas de catarrhes chroniques de celle-ci.

Observation IX. — *M. Jean, 72 ans, journalier, salle Saint-Louis, n° 1, entre le 28 octobre 1874. — Bronchite chronique. — Emphysème avec accès d'asthme.*
— Ce malade, qui depuis longtemps est essoufflé, asthmatique et qui tousse habituellement, s'est refroidi il y a 5 jours. Depuis ce moment la dyspnée est extrême, la toux survient par quintes très-pénibles qui empêchent le sommeil, l'expectoration est très-abondante ; la quantité de crachats mousseux rendus en 24 heures, s'élève à plus de deux crachoirs d'hôpital.

A l'exploration physique, outre les signes habituels de l'emphysème et dn catarrhe, on perçoit un peu de submatité aux bases de la poitrine: en ces points, la respiration est un peu bronchique et la voix plus retentissante. Il y a là un peu de *congestion pulmonaire.*

Le 29 octobre, on administre 1 gramme d'extrait aqueux de Jaborandi. La salivation commence au bout de 12 minutes ; la sudation, après 30 minutes ; toutes deux très-abondantes, durent pendant une heure et demie. Un vomissement alimentaire au maximum de la sueur. Pendant toute la durée de l'action du Jaborandi, le malade éprouve un grand sentiment de bien-être, la respiration est plus facile, moins sifflante ; *les crachats se détachent sans efforts, mais leur quantité ne paraît pas avoir notablement augmenté.*

Dans la soirée, *l'arrière-gorge est très-sèche,* la toux moins fréquente, *l'expectoration moins abondante.*

30. —La dyspnée a diminué. Le malade n'a pas rempli entièrement ses deux crachoirs ; l'*expectoration a un peu diminué*; en tout cas, *elle a été beaucoup plus facile.* Les points de congestion pulmonaire semblent se dégager ; la respiration y est plus douce, la submatité à peine perceptible.

31. — *La sécheresse de la gorge est toujours grande.* La sécrétion bronchique a encore un peu diminué : *un seul crachoir depuis 24 heures.* La respiration n'est plus sifflante ; on entend dans la poitrine beaucoup moins de sibilances. Le malade peut se lever un peu.

6 novembre. — L'amélioration évidente constatée par l'emploi du Jaborandi ne s'est pas soutenue.Le malade est exactement aujourd'hui dans le même état qu'au moment de son entrée.

## VI. — Effets sur le tube digestif.

Nous venons d'étudier les effets primordiaux du Jaborandi :

La salivation, la sudation, l'augmentation des sécrétions lacrymales, nasales et bronchiques, peuvent être considérées comme le résultat d'une action d'ensemble exercée par le Jaborandi sur les divers appareils qui fournissent ces sécrétions. Normalement, l'action du *Pilocarpus pinnatus* doit s'épuiser sur ces appareils, et sauf quelques rares exceptions, aucun autre effet ne doit apparaître sur le même rang que ceux dont nous venons de tracer l'histoire. C'est ce qui arrive, à la vérité, chez les sujets bien portants, dans l'état physiologique, quand les effets principaux (salivation, sudation, etc.) se sont produits avec leur intensité ordinaire ; dans ces cas, l'influence du Jaborandi sur le tube digestif est si peu marquée qu'elle ne se révèle extérieurement que par des symptômes sans importance que nous noterons tout a l'heure ; le patient salive, sue, larmoie, etc., puis revient à son état normal, sans qu'aucun autre phénomène immédiat se produise. Mais il existe un grand nombre de circonstances qui peuvent faire dévier l'action du médicament de son type le plus habituel et c'est alors du côté du tube digestif que celle-ci va se manifester. Aussi l'on peut poser en règle presque absolue le principe suivant : *toute, les fois que les effets d'hypersécrétion déterminés habituellement par le Jaborandi, manqueront ou subiront une diminution notable de leur intensité générale et collective, on verra survenir du côté du tube digestif des phénomènes de compensation.* Nous disions avec intention que c'est là une règle presque absolue, car la seule exception véritable que nous ayons rencontrée, a porté sur le malade qui fait le sujet de l'observation II ; le Jaborandi étant resté sans action sur cet homme, qui n'a éprouvé d'autre symptôme qu'une sensation de brûlure à l'épigastre.

Quels sont ces phénomènes ; quelles en sont les causes ; ne se montrent-ils qu'à titre de compensation ou peuvent-ils apparaître, dans le cours d'une action normale, sous l'influence de causes spéciales et dont la détermination soit possible ? Telles sont les questions que nous avons à élucider.

Les phénomènes qui dénotent l'action du Jaborandi sur les voies digestives sont de deux ordres : les uns sont normaux, à peu près constants et dépendent des effets généraux du médicament, marchent de pair avec ceux-ci, dont ils sont, pour ainsi dire, la conséquence : ce sont : la *soif* vive qui accompagne et suit la sudation, et certaines modifications de l'*appétit*, tantôt diminué, tantôt exagéré. Les autres sont accidentels et d'une fréquence relative ; ils apparaissent toutes les fois que l'action normale du médicament est entravée pour une cause quelconque ou que certaines précautions n'ont pas été prises pendant l'administration de celui-ci : ce sont les *vomissements* et la *diarrhée.*

Nous allons étudier successivement ces symptômes digestifs et nous verrons que notre division n'est pas absolue, en ce sens que dans certaines conditions rares, des vomissements se sont montrés pendant une action normale, mais qu'elle répond à la grande majorité des cas qu'il nous a été donné d'observer.

1. Soif. — Habituellement, après l'ingestion d'une tasse d'infusion tiède de Jaborandi, on perçoit une *sensation de chaleur* dans la région de l'estomac, et les patients interrogés répondent fréquemment que cette sensation est analogue à celle que détermine l'absorption d'une boisson alcoolique chaude. Quand la salivation et la sudation

sont bien établies, cette sensation cesse, mais la *soif* survient : elle est ordinairement d'autant plus vive que les déperditions de liquide salivaire et sudoral sont plus considérables ; ici, le rapport de cause à effet est évident ; il n'y a pas d'action spéciale du Jaborandi : le sujet a soif, parce qu'il perd en un temps très-court, une grande quantité d'eau.

La suée terminée, la soif dure encore pendant assez longtemps, même quand la quantité d'eau perdue a été récupérée par la boisson : La cause qui nous paraît intervenir alors, est la sécheresse de la bouche et du pharynx dont les glandes sont momentanément épuisées, comme nous l'avons vu plus haut.

L'étude de la soif nous a conduit à formuler le précepte suivant : il est de toute nécessité d'empêcher les malades soumis au Jaborandi de boire «*à leur soif*, » à moins que le médicament ne soit donné à doses fractionnées ou en lavage :  dans le cas contraire, on leur recommandera de boire le moins possible ou même de ne pas boire du tout (ce qui vaudrait encore mieux), pendant tout le temps que durera la sudation. En effet, l'ingestion de grandes quantités de liquide est, dans le cas qui nous oocupe, une cause fréquente de vomissements et nous les avons vus survenir chez la plupart des malades qui n'ont pas tenu compte de nos conseils à cet égard. Ce que nous venons de dire s'applique surtout aux hôpitaux, où les malades n'ont à leur disposition que des boissons froides, car ce sont celles-ci principalement qui déterminent des vomissements. Les boissons aromatiques chaudes n'auront pas le même inconvénient, pourvu cependant qu'elles soient prises à doses modérées ; ainsi, l'on peut permettre, sans crainte de vomissements, aux malades en sudation, de calmer leur soif avec une très-légère infusion chaude de café, de menthe poivrée, etc.

2. Appétit. — Pendant la suée, l'*appétit* est nul et chez des sujets qui avaient faim au moment où ils ont pris le Jaborandi, cette sensation a disparu dans le cours de la sudation. Mais, dans les affections non fébriles, la faim revient quand l'action est terminée, et souvent même nous avons vu des malades manger avec beaucoup plus d'appétit les jours où ils avaient été soumis au Pilocarpus.

D'autres éprouvaient une faim plus vive le lendemain seulement ; chez un plus petit nombre, l'appétit n'était pas sensiblement modifié.

Pris à doses répétées et pendant un temps assez long, notre médicament ne fait pas diminuer l'appétit ; il semblerait même plutôt l'aiguiser légèrement. Un de nos malades, qui pendant quarante jours, a pris quatorze fois du Jaborandi, a conservé non-seulement son appétit habituel pendant cet espace de temps, mais encore, il avait plus faim le lendemain de chaque administration. Ces données sont encore bien vagues et la question ne sera vidée qu'après l'examen d'un nombre très-considérable d'observations.

3. Vomissements. — Nous avons fréquemment observé des *vomissements* et des *nausées* chez les individus soumis au Jaborandi : ainsi, sur nos 90 observations. les vomissements ont été notés 38 fois ; ce qui donne une proportion moyenne de 42 0/0. Mais ceux-ci ne reconnaissent pas une cause unique : ils présentent entre eux, au contraire, des différences notables au point de vue du moment de leur apparition, des matières rendues, du rapport existant entre eux-mêmes et les phénomènes d'hypersécrétion, etc. ; ils diffèrent en outre, au point de vue de la cause qui les produit, et comme on le verra par la lecture de ce paragraphe, il est possible de les éviter dans un grand nombre de circonstances déterminées d'avance.

La proportion de 42 0/0 qui résulte de notre statistique n'a donc pas une valeur absolue : c'est surtout pendant les premières administrations que nous avons eu des vomissements, alors que nous n'en connaissions pas les causes et qu'aucune précaution n'était prise pour les éviter ; plus tard, quand cet accident nous fut mieux connu, la proportion des vomissements observés fut réduite de plus de la moitié. Cette explication était nécessaire pour donner la clef de notre statistique, car, d'après les chiffres bruts, on aurait pu considérer les vomissements, non plus comme un accident, mais comme un des effets normaux produits par le Jaborandi.

Ces différentes formes de vomissements doivent être classées suivant leurs causes : cette division étiologique est celle qui nous paraît le mieux répondre aux besoins de la clinique thérapeutique. Mais avant d'entrer dans les détails, il est bon de signaler deux faits généraux dont la connaissance est indispensable : les femmes en sudation vomissent plus facilement que les hommes, et il nous a paru que cet accident survenait aussi plus fréquemment chez les fébricitants que chez les individus bien portants ou atteints d'affections non fébriles. Ceci posé, nous arrivons aux faits particuliers.

A) Influence de la dose et de la préparation. — Une *dose trop forte* provoque presque toujours des nausées, sinon des vomissements : aussi fera-t-on bien de commencer toujours par les doses les plus faibles, pour arriver graduellement aux doses habituelles.

L'infusion de *feuilles trop fraîches* a le même inconvénient ; nous croyons tout d'abord que le principe volatil si odorant du

Pilocarpus était la cause de cet état nauséeux, mais nous avons donné à des malades une quantité d'eau distillée du Jaborandi, représentant la valeur de 10 grammes de feuilles, sans déterminer la moindre action.

Les vomissements qui tiennent à l'une de ces deux causes, surviennent quelques instants après l'ingestion de l'infusion : ils sont précédés de nausées qui cessent après le rejet de celle-ci. Comme elle est rendue à peu près intacte, on comprend que la salivation et la sudation n'aient lieu que si le vomissement est survenu assez tard, pour qu'une portion du médicament ait eu le temps d'être absorbée ; s'il en est ainsi, les diverses hypercrinies suivent leur cours, mais avec une diminution dans leur intensité et un retard dans leur apparition.

B) Influence de l'alimentation. — Nous avons dit plus haut qu'il était indispensable que le malade qui va prendre du Jaborandi fût absolument à jeun. Cette règle a une importance très-grande : 70 fois sur 100, les individus qui ne sont pas à jeun vomissent, quand bien même une et deux heures se seraient écoulées entre le repas et la prise du médicament.

Les vomissements qui tiennent à cette cause ont lieu, soit au début, soit au milieu de la sudation. Ils sont constitués par des matières alimentaires plus ou moins modifiées déjà par le travail digestif et teintes en brun par leur mélange avec l'infusion. Dans ces conditions encore, les hypercrinies deviennent moins énergiques, et leur durée s'en trouve d'autant ralentie.

C) Influence de la soif et des boissons. — Nous connaissons maintenant l'influence de la soif et des boissons sur les vomissements ainsi que les moyens d'y obvier. — Nous n'y insisterons pas davantage.

D) Influence de la salive déglutie pendant la sialorrhée. — Il est urgent de recommander aux malades de ne point avaler la salive qui afflue dans la cavité buccale ; sans cela, ils vomiraient infailliblement : le fait a été constaté maintes fois.

Cette sorte de vomissement survient à la fin de la sudation : les matières rendues sont incolores, filantes, de consistance glaireuse et douées d'une réaction franchement alcaline : en un mot, c'est de la salive presque pure. Cette cause est donc encore facile à éviter.

E) Influence de l'hypercrinie gastrique. — Déviation de l'action du Jaborandi. — Dans quelques observations, nous avons remarqué des vomissements qui survenaient sur la fin de la sudation et qui étaient constitués par un liquide incolore, transparent après fil-

tration et notablement acide. A n'en pas douter, c'était là du suc
gastrique ; en même temps, les phénomènes sudoraux avaient été
d'une faible intensité. Dans d'autres cas, les matières rendues étaient
claires, bilieuses et alcalines. Ici, nous ne pouvons guère invoquer
qu'une déviation de l'action habituelle du Jaborandi, analogue à
celle qui se produit chez les animaux qui ne suent pas et où tout
l'effet du médicament paraît se concentrer sur les voies digestives.
Ces vomissements acides et surtout bilieux se produisent toutes les
fois que la sudation ne s'est pas développée franchement, soit qu'il
s'agisse là d'une idiosyncrasie de l'individu, manière d'être contre
laquelle nous ne pouvons rien, soit qu'il s'agisse d'une des causes qui
peuvent influencer une sudation, et en particulier d'un refroidissement
au moment où la suée va commencer. Dans cette dernière circonstance, la face pâlit, le pouls devient petit, le malade ressent un malaise
subit, des frissons, quelquefois des coliques ; des vomissements et
des évacuations alvines surviennent peu de temps après, et la sudation interrompue ne se rétablit pas ou se rétablit mal.

Quant aux déviations d'action qui ne peuvent pas être rapportées
à un refroidissement, nous sommes obligés d'invoquer l'idiosyncrasie ;
l'étude des observations ne nous ayant rien révélé de plausible.
Mais on voit qu'en éliminant du nombre total des vomissements tous
ceux dont la cause est palpable et facile à éviter, on se trouve
en face d'une proportion très-restreinte, et cette remarque a d'autant plus d'importance que chez un grand nombre de personnes,
l'état nauséeux et le vomissement sont des accidents si pénibles,
qu'ils pourraient faire rejeter ou suspendre l'emploi d'un médicament
capable de les causer, quelque indiqué qu'il soit d'ailleurs.

En résumé, si le Jaborandi détermine souvent des vomissements,
il est possible de prévenir ceux-ci dans un grand nombre de cas.

4° Diarrhée. — Il arrive assez souvent que les individus qui ont
pris du Jaborandi ressentent un vif besoin d'aller à la selle, vers le
début de la sudation ; souvent aussi, quand l'hyperhydrose a pris fin
et que le calme s'est rétabli, c'est-à-dire dans les quelques heures
qui suivent la sudation, les sujets ont une ou deux selles molles et
quelquefois liquides, puis tout revient à l'état normal. Que la garde-
robe ait eu lieu avant ou après la suée, elle n'influence en rien celle-
ci ; c'est un phénomène sans importance dont les causes n'ont qu'une
médiocre valeur.

Mais quand il y a déviation de l'action du Pilocarpus, aux vomissements vient toujours se joindre une diarrhée d'abondance variable,
précédée le plus souvent de coliques. Cette diarrhée n'est pas de
longue durée ; comme elle est, en quelque sorte, supplémentaire,

elle cesse comme les vomissements, quand la plus grande partie des principes actifs du Jaborandi s'est éliminée par l'appareil gastro-intestinal, c'est-à-dire au bout de quelques heures.

Effets sur quelques animaux. — Nous avons dit à plusieurs reprises que chez les animaux qui ne suent pas, l'effet du Jaborandi s'épuisait surtout sur les appareils glandulaires du tube digestif, depuis les glandes salivaires jusqu'aux glandules du pourtour de l'orifice anal. — Chez le *chien*, en effet, une injection dans la veine curale d'une infusion de 2 grammes de feuilles de Jaborandi dans 30 grammes d'eau détermine après un temps très-court, outre les autres phénomènes déjà décrits, une diarrhée abondante et des vomissements répétés.

Chez le *cobaye* les symptômes intestinaux sont identiques, et si la dose a été suffisante pour tuer l'animal (1) voici ce qu'on observe à l'autopsie. L'estomac contient une grande quantité de liquide très-alcalin formé vraisemblablement par la salive déglutie ; mais si cet organe est rempli par une masse alimentaire, on trouve celle-ci fortement diluée dans toutes les portions qui touchent à la muqueuse et un papier de tournesol bleu mis en contact avec celle-ci rougit rapidement. En outre, l'estomac est le siége d'une congestion intense, surtout au niveau de la muqueuse qui présente ordinairement en certains points de sa surface des sugillations ecchymotiques et de petits épanchements sanguins interstitiels. L'intestin grêle et le colon sont aussi très-congestionnés ; on y rencontre de petits épanchements de sang dans l'épaisseur de la muqueuse ; le contenu de ces organes est absolument liquide. — On voit combien les sécrétions gastrique et intestinale ont été exagérées, surtout quand on se rappelle que tous nos cobayes rendaient avant l'expérience des matières dures et moulées. Toutes les glandes du tube digestif sont excitées ; le foie, le pancréas eux-mêmes participent à cette hypercrinie.

L'effet est le même sur le *lapin*. Si après avoir ouvert l'abdomen de cet animal, on lui injecte dans la veine jugulaire une infusion aqueuse de Jaborandi (2 grammes de feuilles dans 20 à 30 centimètres cubes d'eau), on voit toute la masse intestinale se congestionner rapidement avec une grande intensité. De la surface interne de l'intestin, sourdent de petites gouttelettes transparentes qui délaient les matières fécales et sont sécrétées par les glandules de Lieberkuhn. Si l'on comprend entre deux ligatures la portion duodénale de l'in-

(1) Pour tuer un cobaye adulte, vigoureux, en 2 heures et demie, il faut environ 1 gr. 70 d'extrait aqueux de Jaborandi, dilués dans 10 grammes d'eau et injectés sous la peau par fraction d'un gramme, dans l'espace d'une demi-heure.

testin grêle, après avoir préalablement vidé son contenu, on peut constater que cette portion se remplit en très-peu de temps d'un liquide légèrement opalin, de réaction alcaline. Ce liquide provient surtout du pancréas.

## VI. — Effets sur la température.

On conçoit qu'un médicament qui imprime une telle activité aux sécrétions, doit aussi modifier les températures normales et pathologiques. Ces modifications sont, en effet, très-remarquables, mais elles diffèrent suivant que le Jaborandi s'adresse à des affections s'accompagnant ou non de fièvre ; à l'état normal, la marche de la température est analogue à celle que l'on observe dans les états pathologiques non fébriles. Nous allons donc étudier successivement ces deux cas principaux.

**Tableau n° 1.** — *Influence du Jaborandi sur la température, à l'état normal et dans quelques affections non fébriles.*

| N^os. | DÉSIGNATION des CAS. | Sexe. | Age. | PRÉPAration employée. | DOSES. | TEMPÉRATURES | | | | | | | OBSERVATIONS. |
|---|---|---|---|---|---|---|---|---|---|---|---|---|---|
| | | | | | | Avant le Jaborandi. | Début de la sudation. | Pleine sudation. | Déclin de la sudation. | Après la sudation. | Le lendemain. | Surlendemain. | |
| 1. | État normal. | M. | 24 | Feuilles | 6 gr. | 37,1 | » | 37, | 36,5 | 36,8 | » | » | |
| 2. | id. | id. | 20 | id. | 4 | 36,9 | 37,7 | » | 37,4 | 37,2 | 36,9 | » | |
| 3. | id. | id. | 40 | Extrait. | 1,20 | 37,2 | 37,6 | 37,5 | » | 37,3 | 37,2 | » | |
| 4. | id. | id. | 27 | Feuilles | 5 | 37,2 | 37,6 | 37,4 | 36,3 | 36,4 | 37,2 | 37,2 | |
| 5. | Intox. saturn. | id. | 38 | Élixir. | 35 | 37,2 | » | 37,2 | 36,2 | » | » | » | |
| 6. | id. | id. | 45 | Feuilles | 5 | 37,3 | 37,6 | 37,1 | 36,8 | » | 37,1 | » | |
| 7. | Rhum. musc. | id. | 36 | id. | 4 | 37,8 | » | 37,7 | 37,5 | » | » | » | |
| 8. | id. | id. | id. | id. | id. | 37,8 | 37,4 | » | 37,2 | » | » | » | Peu de sueur et salive |
| 9. | id. | id. | id. | id. | id. | 37,2 | 37,5 | 37,5 | 37,2 | » | » | » | id. |
| 10. | Rhum. goutt. | id. | 39 | Extrait. | 1 | 37,6 | 37,9 | 37,8 | 37,4 | 37,4 | 37,5 | 37,6 | |
| 11. | Emphysème. | id. | 27 | id. | 1,20 | 37, | 37,4 | » | 37,2 | » | 37, | » | |
| 12. | id. | id. | 72 | id. | 1 | 37,3 | 37,5 | 36,6 | 36,8 | 36,4 | 37, | 37,1 | |
| 13. | Mal. de Bright | id. | 48 | Élixir. | 20 | 37,6 | 37,5 | 37,4 | 36,9 | 37, | 37,2 | 37,2 | Sueur imméd. |
| 14. | id. | id. | id. | id. | id. | 37,1 | 37,9 | 37,6 | 37,4 | » | 37,» | 37, | |
| 15. | id. | id. | id. | Extrait. | 1 | 37, | 37,1 | 36,8 | 36,5 | 36, | 36,8 | 36,8 | |
| 16. | id. | id. | id. | id. | id. | 36,6 | 36,8 | 37, | 36,6 | » | 37, | 37,2 | Peu de sueur. |
| 17. | id. | id. | id. | Élixir. | 20 | 37, | 37, | 37, | 36,6 | » | 37,4 | 37,3 | Sueur peu abondante. |
| 18. | id. | id. | id. | id | Feuilles | 4 | 37, | 37,1 | » | 36,8 | » | 37,1 | » | |
| 19. | id. | id. | id. | Extrait. | 1 | 37, | 37, | » | 36,9 | » | 37, | » | Sueur insignif. |
| 20. | id. | id. | id. | Feuilles | 5 | 37, | 37,5 | 37,1 | 37, | » | » | » | |
| 21. | Bronchite. | F. | 24 | id. | 4 | 37,4 | » | » | 37, | » | 37, | » | |

I. Température a l'état normal et dans les affections non fébriles. — Nous avons réuni dans le tableau n° 1 quelques-unes des températures qui ont été notées avant, pendant et après l'action du Jaborandi, à l'état normal et dans quelques affections non fébriles. Ce tableau, ainsi que les tableaux n° 2 et n° 3, contient la plupart des types différents que nous ayons rencontrés.

Voyons d'abord ce qui se passe à l'état normal. L'observation X peut être considérée comme le cas le plus habituel; c'est en effet ce que l'on observe quand les effets du Jaborandi se succèdent avec leur régularité ordinaire et sans complications chez les individus bien portants.

Observation X. — L. L..., 27 ans, journalier.

Le 28 novembre 1874, à 10 heures 20 du matin, on administre une infusion de 5 grammes de feuilles de Jaborandi :

Avant l'expérience : T. Ax. 37°2. — P. 78.

10 h. 35. Un peu de vertige, sensation de chaleur à la face et sur le corps; chaleur dans la bouche, début de la salivation ; la peau du front devient un peu moite. — T. Ax. 37°4. — P. 100.

10 h. 40. La salivation est bien établie, la sueur commence à perler sur le front; le reste du corps devient moite. — T. Ax. 37°5. — P. 96.

10 h. 48. La face et le corps sont très-rouges, la sueur commence à se généraliser. — T. Ax. 37°6. — P. 96.

10 h. 55. La sueur est bien établie sur tout le corps, elle est abondante; début de l'hypercrinie nasale ; la salivation atteint son maximum : 15 expuitions par minute. — T. Ax. 37°5. — P. 100.

11 h. 10. La sueur est à son maximum ainsi que la salivation ; la pupille se contracte; un peu de larmoiement. — T. Ax. 37°4. — P. 104.

11 h. 20. Même état; la sudation paraît tendre à diminuer. — T. Ax. 37°4. — P. 100.

11 h. 30. La sueur décline, un peu de céphalalgie.— T. Ax. 37°2.— P. 96.

11 h. 35. Un peu de faiblesse, se sent la tête vide, la salivation diminue aussi. — T. Ax. 37°1. — P. 96.

12 h. 15. La sudation touche à sa fin, la salivation continue encore un peu.— T. Ax. 36°3. — P. 90.

12 h. 25. Fin de la sudation.— T. Ax. 36°3. — P. 76.

1 h. 30. Fin de la salivation; appétit. — T. Ax. 36°4. — P. 78.

Le lendemain. — T. Ax. 37°2. — P. 78.

Surlendemain. — T. Ax. 37°2. — P. 80.

L'étude de cette observation, qui, comme nous l'avons dit, représente le type de l'action du Jaborandi sur la température, nous permet de formuler les résultats suivants :

La température axillaire *s'élève* graduellement jusqu'au moment où la salivation est bien établie et où la sudation commence à devenir générale. Cette élévation de température est d'environ 4/10 de degré chez les individus bien portants. Quand la sudation est arrivée à son maximum, la température *baisse un peu*, mais sans cependant revenir encore à son degré primitif, qu'elle atteint seulement vers

la fin du maximum, quand les hypercrinies tendent à s'apaiser. A
leur déclin, la température *tombe* de quelques dixièmes de degré au-
dessous de son point initial, et elle ne revient à celui-ci que plusieurs
heures après la cessation complète de tous les phénomènes sécrétoires. Le lendemain, l'influence du médicament ne se fait plus sentir en aucune façon, la température reprend son degré normal. Quand
la dose a été faible, ces diverses variations sont moins accentuées,
et le thermomètre descend rarement au-dessous du degré de début.

Dans *les maladies non fébriles*, signalées à notre tableau, le type
précédent subit quelques modifications. L'augmentation du début est
à peu près constante ; pendant le maximum d'action, tantôt la température redescend à la normale et quelquefois au-dessous de celle-ci,
tantôt elle lui reste encore très-légèrement supérieure ; puis vers le
déclin, elle s'abaisse encore. Le lendemain, la concordance avec la
température de la veille n'est pas aussi exacte qu'à l'état normal ;
mais il y a tendance évidente vers le chiffre du début, qui peut être
dépassé ou n'être pas atteint ; les déviations sont, en réalité, d'une
minime importance.

Voilà un exemple assez habituel :

| | |
|---|---|
| Avant l'expérience... ....... | 37°6 |
| Début de la sueur .......... | 37°9 |
| Pleine sueur............... | 37°8 |
| Déclin de la sueur.......... | 37°3 |
| Après la sueur.............. | 37°2 |
| Lendemain.................. | 37°5 |

En résumé, si l'on fait une *moyenne générale* des températures du
tableau n° 1, on arrive aux résultats suivants, dont on peut se servir
comme d'une base à peu près exacte.

| | |
|---|---|
| Avant l'expérience.......... | 37°1 |
| Début de la sueur.......... | 37°4 |
| Pleine sueur............... | 37°3 |
| Déclin de la sueur.......... | 36°8 |
| Après la sueur........ .... | 36°7 |
| Lendemain..... .. .. ...... | 37°1 |

Les plus grandes élévations que nous ayons observées ont été de
8/10 de degré ; les plus grands abaissements après la sudation ont
été de 0,8, 0,9 et 1 degré. Ce sont là des cas un peu exceptionnels,
mais on peut établir que les grandes différences dans la température, se succédant régulièrement dans l'ordre indiqué plus haut, sont
presque toujours en rapport avec une grande intensité des actions sécrétoires en général et de la sudation en particulier.

Cette dernière sécrétion est celle qui influe le plus sur la température : ainsi, quand elle est peu abondante, l'élévation du début est faible ou manque complétement; l'abaissement du déclin, au contraire, tend à se manifester quand même.

En dehors des modifications causées par la plus ou moins grande abondance de l'hypercrinie sudorale, on trouve encore des variations de température qui dérivent de plusieurs autres causes et qui viennent changer le type normal que nous venons d'établir. L'évolution rapide de la sudation est l'une de ces causes : quand, en effet, la sueur apparaît quelques minutes seulement après l'ingestion du Jaborandi, la température, au moment du début de la sueur, baisse un peu sur le chiffre initial et suit, à partir de cet instant, une marche progressivement décroissante. En général, si la salivation et la sudation ont été considérables, la température du lendemain est sensiblement en baisse sur celle de la veille. C'est surtout dans ces cas. que l'on voit la sécrétion de la sueur s'établir avant la sialorrhée.

En voici un exemple :

OBSERVATION XI. — D..., 48 ans.
Avant l'expérience. — T. Ax. 37°6. — P. 72. — R. 24,
A midi 39. 20cc d'élixir de Jaborandi.
12 h. 50. Début de la sueur.
12 h. 56. Début de la salivation. — T. Ax. 37°5. — P. 92. — R. 26.
1 h. 06. La salivation et la sueur augmentent rapidement et deviennent
      très-abondantes. — T. Ax. 37° 5. — P. 96. — R. 28.
1 h. 30. Maximum de la sueur. — T. Ax. 37°4. — P. 92. — R. 26.
1 h. 45. Tendance au déclin de la sudation.—T.Ax. 37°3. —P. 92.—R. 26.
1 h. 55. Déclin des deux hypercrinies. — T. Ax. 36°9. — P. 88. — R. 26.
2 h. 40. Il y a eu un peu de reprise de la sueur. — T. Ax. 37° —P. 88. —
      R. 24.
2 h. 55. Fin de la sudation. — T. Ax. 37°. — P. 76. — R. 24.
3 h. 30. —    T. Ax. 37°.   — P. 76. — R. 24.
Lendemain. —    T Ax. 37°2. — P. 64. — R. 25.
Surlendemain. — T. Ax. 37°2. — P. 72. — R. 25.

Parmi les autres causes qui modifient le cycle normal de la température, il faut citer toutes les circonstances qui font dévier l'action du médicament, ainsi que certains phénomènes insolites produits par lui : les refroidissements, les émotions pendant la sudation, les vomissements, l'ingestion de grandes quantités de liquide, enfin le ténesme vésical dont nous nous occuperons plus loin, font varier le type normal de 1 à 3 ou 4 dixièmes de degré. Le n° 8 du tableau I accuse, au début de la sudation, une diminution de 0,4 de degré ; cet abaissement est en coïncidence avec un violent ténesme du col de la vessie.

II. TEMPÉRATURE DANS QUELQUES AFFECTIONS FÉBRILES. —Dans l'état fébrile, le type qu'affecte la marche de la température diffère peu de celui que nous venons d'observer, mais les variations de degré sont plus irrégulières. Dans le tableau n° II ont été groupés les cas les plus fréquents.

**Tableau N° 2.** — *Influence du Jaborandi sur la température dans quelques affections fébriles.*

| Nos. | DÉSIGNATION des CAS. | SEXE. | AGE. | PRÉPA- RATION em- ployée. | DOSES. | TEMPÉRATURE. | | | | | | | OBSERVATIONS. |
|---|---|---|---|---|---|---|---|---|---|---|---|---|---|
| | | | | | | Avant la sudation. | Au début de la sudation. | Pleine sudation. | Déclin de la sudation. | Après. | Lendemain. | Surlendemain. | |
| 1. | Rhumatisme articul. aigu. | F. | 20 | Feuilles | 3 | 38,1 | 38,6 | 37,9 | 37,» | » | 37,9 | 39,1 | |
| 2. | id. | id. | 18 | id. | 3 | 39,4 | 39,8 | 39,8 | » | » | 39, | 39, | |
| 3. | id. | id. | 18 | id. | 3 | 40, | 40,3 | » | » | » | 38,9 | 38,3 | |
| 4. | id. | id. | 22 | id. | 3 | 40,1 | 40,2 | 40,1 | 39,8 | 40,3 | 40, | 39,9 | |
| 5. | id. | id. | 22 | id. | 3 | 39,9 | 40,2 | 40,» | 39,8 | 40,3 | 39,3 | 39,3 | |
| 6. | id. | id. | 17 | Écorce. | 5 | 38,9 | 38,8 | 38,8 | 38,7 | » | 38,4 | » | |
| 7. | id. | M. | 36 | Feuilles | 5 | 39,4 | 39,5 | 39,4 | 39,4 | » | 39,2 | 38,6 | Tr. p. de sueur. |
| 8. | id. | id. | 36 | Écorce. | 5 | 38,6 | 39,7 | 39, | 39, | 38,8 | 38,4 | 38,2 | |
| 9. | id. | id. | 40 | Extrait. | 1,10 | 38, | 38,1 | » | 38, | » | | | id. |
| 10. | id. | F. | 40 | | | 37,8 | 38, | 37,6 | 37,4 | » | | | |
| 11. | id. | id. | 19 | Feuilles | 5 | 39,2 | » | 39,2 | 39, | » | 39, | 39, | |
| 12. | id. | M, | 19 | id. | 5 | 39,1 | » | 39, | » | » | 38,2 | » | |
| 13. | id. | id. | 19 | id. | 5 | 38,4 | » | » | » | » | 37,5 | » | |
| 14. | id. | id. | 25 | id. | 5 | 38,3 | » | ‹ | » | » | 38, | 37,9 | |
| 15. | id. | id. | 25 | id. | 5 | 38, | » | » | » | » | 37,8 | 37,6 | |
| 16. | id. | id. | 25 | id. | 4 | 37,8 | » | » | » | » | 38,2 | 37,4 | |
| 17. | id. | id. | 51 | id. | 4 | 39,5 | » | » | » | » | 38,7 | » | |
| 18. | id. | id. | 23 | id. | 4 | 39, | x | » | » | » | 39, | » | |
| 19. | id. | id. | 21 | id. | 4 | 40, | x | » | » | » | 38,8 | » | |
| 20. | id. | id. | 21 | id. | 4 | 39, | x | » | » | » | 38,7 | » | |
| 21. | id. | id. | 20 | Élixir. | 20 | 40, | x | » | » | » | 39,7 | 39,6 | |
| 23. | id. | id. | 28 | id. | 20 | 39,4 | x | » | » | » | 39,4 | » | |
| 23. | id. | id. | 28 | id. | 20 | 39,5 | x | » | » | » | 39,4 | 39,4 | |
| 24. | id. | id. | 27 | Feuilles | 5 | 37,9 | 38, | 37,8 | 37,6 | 37,5 | 37,5 | » | |
| 25. | Rhum. goutt. | id. | 39 | Extrait. | 1,50 | 37,5 | 37,5 | » | » | » | 38, | 37,3 | |
| 26. | Érysipèle de la face. | F. | 19 | id. | 1,20 | 40,1 | 40, | 39,9 | 39,8 | v | 39,5 | » | Peu de sueur. |
| 27. | Pneumonie, | M. | 40 | id. | 1 | 38,8 | 38,8 | 38,8 | 38, | 38, | 38,2 | » | |
| 28. | id. | id. | 40 | id. | 1 | 38,2 | 38,3 | 38,2 | 38,2 | » | 38,2 | » | id. |
| 29. | id. | id. | 40 | id. | 1 | 39,6 | 39,7 | 39,5 | 39,5 | » | 39, | 39,2 | |
| 30. | id. | id. | 30 | Feuilles | 4 | 39,8 | » | » | 39,1 | » | 40,8 | | Mort du malade le lendemain. |
| 31. | Fièvre typho. | id. | 37 | Extrait. | 1 | 39,2 | » | » | » | » | 38,9 | 38,7 | Peu de sueur. |

Augmentation de la température vers le début de l'action, diminution progressive à partir de l'établissement de la sudation, puis abaissement au-dessous de la température initiale, tels sont les traits principaux qui résultent de notre tableau. L'augmentation du début, à peu près constante, comme dans le cas d'affections non fébriles, se réduit quelquefois à 0,1 ou 0,2 de degré ; plus rarement, elle s'élève à un degré et plus, comme dans l'observation XII.

Observation XII. — D... Marie, 37 ans. *Rhumatisme articulaire aigu.*
Le 26 novembre, à 11 heures 15, infusion de 5 grammes d'écorce de Jaborandi.

11 h. 15. — T. Ax. 38°. — P. 64.
11 h. 37. Aucun effet ne s'est encore produit; chaleur à la bouche. — T. Ax. 39°7. — P. 92.
11 h. 40. Début de salivation.
12 h.      Début de la sudation.      — T. Ax. 39°.  — P. 100.
12 h. 30. Pleine sueur.               — T. Ax. 39°.  — P.  84.
12 h. 50. La sueur tend à baisser.    — T. Ax  39°.  — P.  84.
 1 h. 07. Fin de la sueur.            — T. Ax. 38°8. — P.  72.
Lendemain.                            — T. Ax. 38°4. — P.  64.

La seule particularité qui soit à relever dans cette observation est le retard dans l'action du médicament, retard qu'on pourrait rapprocher peut-être de cette augmentation de 1°1 sur la température initiale.

Mais le phénomène sur lequel nous appelons tout spécialement l'attention, c'est la *défervescence* que l'on rencontre le lendemain de l'action du Jaborandi ; c'est là surtout ce qui différencie les températures fébriles de celles qui ne le sont pas. Cet abaissement est constant et souvent très-considérable ; sa moyenne est de 4 à 5 dixièmes de degré ; mais il n'est pas rare de noter 6, 7, 9 dixièmes et même 1°. Quand la maladie est en voie d'augment, le Jaborandi n'exerce qu'une action toute transitoire, et la température remonte le surlendemain ou dans la soirée du lendemain ; sinon, elle se maintient au chiffre abaissé où l'avait fait descendre le médicament.

Nous venons de dire que cet abaissement était constant; les exceptions sont, en effet, peu fréquentes : pour notre compte, nous n'en avons rencontré que six : deux étaient en rapport avec une sudation insuffisante ; dans un cas (n° 25 du tableau II), le malade avait eu une indigestion ; dans deux observations (n° 30 du tableau II), le Jaborandi avait été donné à des pneumoniques qui étaient sous le coup d'accidents ataxo-adynamiques à forme typhoïde et qui moururent le lendemain ; enfin la dernière exception se rapporte à un rhumatisant, qui eut une rechute le soir même du jour où le Jaborandi lui avait été donné.

Cette défervescence constante permet déjà de prévoir que notre médicament est appelé à tenir une grande place dans le *traitement antiphlogistique* des affections à haute température, telles que le rhumatisme articulaire aigu, la pneumonie, etc., etc.

Il était intéressant de savoir si la température suivait la même marche dans le *rectum* que dans l'*aisselle*, c'est-à-dire de constater si le Jaborandi déterminait réellement une augmentation générale de la température, à l'origine de son action; s'il en était ainsi, il prendrait place dans la classe des sudorifiques, à côté de la chaleur et des infusions chaudes. Nous allons voir qu'il n'en est rien.

Quatre observations types, où les températures rectales et axillaires ont été suivies concurremment, sont résumées dans le tableau n° III.

**Tableau n° 3.** — *Comparaison des températures axillaires et rectales pendant l'action du Jaborandi.*

ÉTAT NORMAL. — Observation XIII.

| TEMPS ÉCOULÉ depuis l'ingestion du Jaborandi. | ÉVOLUTION des effets du Jaborandi. | T. A. | T. R. |
|---|---|---|---|
| » | Avant le Jaborandi. | 37.2 | 37.9 |
| 15' | Début de salivation. | 37.4 | » |
| 22' | Début de la sueur.. | » | 37.8 |
| 32' | Sueur se généralise. | 37.6 | » |
| 40' | Id. | » | 37.6 |
| 50' | Maximum sueur..... | 37.4 | » |
| 1h » | Id. | » | 37.4 |
| 1 10 | Début du déclin.. . | 37.2 | » |
| 1 20 | Id. | » | 37.2 |
| 1 55 | Déclin rapide.....: | 36.3 | » |
| 2 05 | Id. | » | 37.» |
| 3 10 | Fin de la sueur..... | 36.4 | » |
| 3 20 | Id. | » | 36.6 |
| 24 » | » | 37.2 | 37.9 |

INTOXICATION SATURNINE. — Observation XIV.

| TEMPS ÉCOULÉ depuis l'ingestion du Jaborandi. | ÉVOLUTION des effets du Jaborandi. | T. A. | T. R. |
|---|---|---|---|
| » | Avant le Jaborandi. | 37.3 | 37.9 |
| 10' | Face rougit........ | 37.3 | » |
| 15' | Début de salivation. | 37.5 | » |
| 22' | Début de la sueur.. | » | 37.6 |
| 25' | Sueur se généralise. | » | 37.5 |
| 35' | Sueur augmente.... | 37.1 | » |
| 43' | Maximum sueur..:... | » | 37.2 |
| 1h | Début du déclin.... | 37.» | » |
| 1 30 | Déclin rapide....... | 36.8 | » |
| 1 38 | Id. | » | 37.1 |
| 2 » | Fin de la sueur.... | 36.8 | » |
| 2 10 | Id. | » | 37.1 |
| 24 » | » | 37.1 | 37.9 |

RHUMATISME ARTICULAIRE AIGU. — Obs. X.

| TEMPS ÉCOULÉ depuis l'ingestion du Jaborandi. | ÉVOLUTION des effets du Jaborandi. | T. A. | T. R. |
|---|---|---|---|
| » | Avant le Jaborandi. | 38.0 | 39.2 |
| 10' | Début de la salive.. | 38.9 | » |
| 25' | Début de la sueur... | » | 39.2 |
| 40' | Maximum sueur..... | 38.8 | » |
| 1h » | Début du déclin.... | » | 39.» |
| 1 15 | Id. | 38.6 | » |
| 24 » | » | 38.4 | 39.1 |

RHUMATISME ARTICULAIRE AIGU. — Obs. XVI.

| TEMPS ÉCOULÉ depuis l'ingestion du Jaborandi. | ÉVOLUTION des effets du Jaborandi. | T. A. | T. R. |
|---|---|---|---|
| » | Avant le Jaborandi. | 38.6 | 39.4 |
| 20' | Début de la salive.. | 39.6 | » |
| 28' | » | » | 39.4 |
| 45' | Début de la sueur.. | 39.1 | » |
| 1h15 | Maximum sueur..... | 39.» | » |
| 1 23 | Id. | » | 39.2 |
| 1 50 | Début du déclin.... | 39.» | » |
| 1 58 | Id. | » | 39.2 |
| 2 10 | Déclin............. | 38.8 | » |
| 2 20 | Id. | » | 39.2 |
| | | 38.3 | 39.2 |

Si les températures initiales sont *normales*, la colonne mercurielle s'abaisse dans le rectum, en même temps qu'elle s'élève dans l'aisselle ; vers le début de la sudation, l'accord n'est pas encore complet, et la température rectale dépasse un peu celle de la surface cutanée ; mais quand la sueur commence à se généraliser, les chiffres relevés sont les mêmes ; la température rectale ayant baissé d'un nombre de dixièmes de degré égal à celui dont elle s'est élevée dans l'aisselle. Puis, les deux températures baissent simultanément, sans que cependant celle du rectum atteigne les abaissements ultimes de l'autre ; l'écart est de 2 à 3 dixièmes seulement ; le lendemain, toutes deux sont revenues à leur taux initial.

Dans l'*état fébrile*, le parallélisme est loin d'être aussi parfait : il y a bien une tendance à l'abaissement dans le rectum, en ce sens que, tantôt la température s'abaisse réellement de 1 à 2 dixièmes, tantôt elle reste stationnaire, et que si elle augmente un peu, c'est d'une quantité qui n'est point en rapport avec l'élévation plus considérable observée dans l'aisselle ; mais, en tous cas, la concordance est très-rarement obtenue. Quant à l'abaissement consécutif, il existe toujours dans le rectum comme dans l'aisselle, mais il est beaucoup moins marqué dans celui-ci que dans celle-là.

Nous connaissons les types thermiques principaux et la plupart des modifications qu'ils peuvent éprouver à l'état normal et pathologique : or, il est possible de tirer de ces faits plusieurs conclusions importantes au point de vue du mécanisme intime de l'action du Jaborandi.

Son premier effet est de déterminer un afflux de sang du côté du tégument externe, d'où augmentation légère de la température dans ce système ; mais le thermomètre baisse dans le rectum, si bien que les gains dans l'aisselle, c'est-à-dire sur le tégument externe et les pertes dans le rectum, c'est-à-dire sur le tégument interne, se compensent absolument : on peut donc formuler cette première hypothèse, que le Jaborandi, au début de son action, *n'augmente pas la température d'une façon absolue, mais qu'il provoque une distribution différente de la quantité de chaleur normalement produite dans l'économie*. Donc, la chaleur et la quantité de liquide ingéré n'intervenant pas dans la sudation que produit le Jaborandi, il faut nécessairement admettre que ce médicament est un *sudorifique* véritable, et que les hypercrinies qu'il détermine sont la conséquence d'irritations spéciales, directes ou indirectes, sur les systèmes sécrétoires qui sont en jeu.

Le second effet du Jaborandi est l'*abaissement* des températures axillaire et rectale ; en étudiant les modifications subies par la sécrétion urinaire, nous démontrerons qu'à l'état normal, cet abaissement ne provient pas absolument d'une diminution dans la combustion organique, mais qu'il dépend surtout d'un phénomène physique des plus simples, en un mot, de l'*évaporation*. Comme toute vapeur absorbe de la chaleur en se formant, toute évaporation est une cause de refroidissement. La sueur est en quelque sorte l'un des régulateurs de la chaleur humaine ; quand le corps est exposé à une haute température, le froid que produit l'évaporation de la sueur à la surface de la peau, luttant contre l'excès de chaleur, rétablit l'équilibre thermique ; dans le cas actuel, où nous n'obtenons aucune augmentation absolue de la chaleur, le refroidissement n'a pas à intervenir à titre de régulateur, et, son action n'ayant rien à compenser, persiste tout entière. Cette action se manifeste dans les régions superficielles et profondes ; la température s'abaisse partout et d'une façon générale, mais l'évaporation qui est la cause de cette diminution, exerçant ses effets directement sur le système cutané, il en résulte que la température de la peau descend un peu plus bas que que celle des parties profondes, lesquelles ne sont atteintes qu'indirectement.

Dans l'*état fébrile*, la marche des températures axillaire et rectale diffère de ce qu'on rencontre à l'état normal, parce que l'intensité plus grande des combustions intra-organiques vient lutter perpétuellement contre la nouvelle distribution de la chaleur, et à mesure que se fait l'afflux sanguin du côté de la peau, de grandes quantités de chaleur produites en un temps très-court viennent rapidement compenser les pertes de la température profonde.

Quant à la diminution constante de la température, diminution qui persiste presque toujours le lendemain de l'action du Jaborandi, nous ne croyons pas qu'on puisse l'attribuer exclusivement au phénomène physique de l'évaporation ; celle-ci joue évidemment un rôle dans ce refroidissement, mais il est aussi sous la dépendance d'autres conditions sur lesquelles nous reviendrons plus tard.

III. Effets sur quelques animaux. — Nous ne possédons pas encore un nombre assez considérable d'expériences sur les animaux pour qu'il nous soit possible de fixer les variations que la température subit dans ces circonstances.

Voici pourtant ce que nous avons noté chez le *chien* : avec une dose moyenne, introduite dans l'estomac, on voit les températures rectale et axillaire tantôt baisser d'abord de quelques dixièmes de degré, tantôt rester stationnaires jusqu'au début de l'hypercrinie nasale. A partir de ce moment, les deux températures augmentent lentement, graduellement, et dépassent leur chiffre initial de $0°,6$

**Tableau n° 4.**

*Influence du Jaborandi sur la température de deux grands chiens de Terre-Neuve.*

**CHIEN TERRE-NEUVE DE FORTE TAILLE.**
5 gr. de Jaborandi dans 200 gr. d'eau — par l'estomac.

| TEMPS ÉCOULÉ depuis l'ingestion du Jaborandi. | ÉVOLUTION des effets DU JABORANDI. | T. A. | T. R. |
|---|---|---|---|
|  | Avant l'expérience........... | 39.» | 39.5 |
| 16' | » | 39.2 | » |
| 22' | Début d'hypercrinie nasale... | » | 39.5 |
| 28' | » | 39.2 | » |
| 34' | » | » | 39.4 |
| 41 | » | » | 39.5 |
| 43' | Début de la salivation....... | » | 39.4 |
| 50' | Augmentation de la salivation et de l'écoulement nasal... | 39.1 | » |
| 55' | La salivation est très-abond^te | » | 39.5 |
| 57' | » | » | 39.6 |
| 1h 5 | Début du larmoiement....... | 39.2 | » |
| 1 10 | » | » | 39.6 |
| 1 15 | Hypercrinies augmentent encore. — Borborygmes : début probable des hypercrinies intestinales........... | » | 39.7 |
| 1 17 | » | » | 39.8 |
| 1 25 | Sécrétion des glandules anales. | 39.4 | » |
| 1 30 | » | » | 39.9 |
| 1 32 | » | » | 40.» |
| 1 37 | Salive, larmes, mucus nasal, à leur maximum........... | 39.5 | » |
| 1 41 | » | » | 40.» |
| 1 48 | » | 39.6 | » |
| 1 52 | La salivation paraît baisser.. | » | 40.» |
| 2 » | » | » | 40.» |
| 2 9 | » | 39.5 | » |
| 2 15 | Déclin sensible des sécrétions. | » | 40.2 |
| 2 23 | » | 39.4 | » |
| 2 28 | » | » | 40.3 |
| 2 35 | » | 39.6 | » |
| 2 40 | Les sécrétions touchent à leur fin. — Borborygmes. — Pas de diarrhée.............. | » | 40.4 |
| 3 20 | Un peu de diarrhée. — La quantité de salive recueillie s'élève à 800 cent. cub. — Viscosité énorme. — Alcalinité.—Mucus nasal, 20 c.c. | » | » |

**CHIEN DE FORTE TAILLE.**
10 gr. de Jaborandi dans 200 gr. d'eau — par l'estomac.

| TEMPS ÉCOULÉ depuis l'ingestion du Jaborandi. | ÉVOLUTION des effets DU JABORANDI. | T. A. | T. R. | POULS. | RESPIRATION. |
|---|---|---|---|---|---|
|  | Avant l'expérience........... | 38.8 | 39.4 | 156 | 28 |
| 14' | Début de l'hypercrinie nasale. | » | 39.4 | 156 | 28 |
| 25' | » | 39.» | » | 152 | 28 |
| 30' | Début de la salivation...... | » | 39.5 | » | 30 |
| 35' | » | 39.» | » | 148 | » |
| 40 | » | » | 39.6 | » | » |
| 45' | Augmentation des sécrétions salivaire et nasale......... | 39.» | » | » | » |
| 50' | Id. | » | 39.6 | » | 26 |
| 1 2 | Id. | 39.2 | » | » | » |
| 1 5 | Début du larmoiement. — Borborygmes. — Début probable des hypercrinies intestinales.................. | » | 39.9 | » | » |
| 1 15 | La salivation est considérable. — Un vomissement........ | 39.3 | » | 168 | 26 |
| 1 20 | » | » | 40.1 | » | » |
| 1 26 | Respiration haletante. — Sécrétion des glandules anales. | 39.4 | » | » | 30 |
| 1 33 | Id. | » | 40.2 | 156 | 28 |
| 1 42 | Les hypercrinies paraissent être à leur maximum. — Les borborygmes sont continus et bruyants. — La sécrétion du mucus nasal est extrêmement abondante. | 39.4 | » | » | 28 |
| 1 49 | » | » | 40.3 | » | » |
| 1 55 | » | » | 40.4 | » | » |
| 2 3 | La salivation semble avoir encore augmenté........... | 39.6 | » | 152 | 30 |
| 2 8 | » | » | 40.4 | » | » |
| 2 15 | La salivation paraît diminuer. | 39.7 | » | » | 30 |
| 2 30 | » | » | 40.4 | » | » |
| 2 37 | La salivation diminue sensiblement.................. | 39.7 | » | 152 | 34 |
| 2 45 | Id. | .» | 40.4 | » | » |
| 2 50 | Id. | 39.8 | » | 152 | 30 |
| 2 55 | » | » | 40.4 | » | » |
| 3 » | » | » | 40.4 | » | » |
| 3 5 | Un peu de diarrhée......... | » | 40.3 | » | » |
| 3 10 | » | » | 40.3 | » | » |
| 3.16 | » | 39.7 | » | » | » |
| 3 26 | Les sécrétions touchent à leur fin.................. | » | 40.2 | » | » |
| 3.36 | Id. | 39.6 | » | 152 | 32 |
| 3 46 | Id. | » | 40.3 | » | » |
| 4 20 | Diarrhée très-abondante. — Quantité de salive recueillie : 900 c. c. — Viscosité du blanc d'œuf.— Alcalinité. — Mucus nasal, 50 c. c. | » | » | » | » |

à 0°,8. Si la dose a été plus forte, les élévations de température sont plus considérables et persistent un peu plus longtemps : elles atteignent 1°. La défervescence s'opère plus rapidement que l'ascension.

Le tableau n° 4 contient deux expériences qui peuvent servir d'exemple : dans la première, l'animal reçut dans l'estomac 5 grammes de Jaborandi infusés dans 200 grammes d'eau; dans la seconde, la dose du médicament fut doublée. On pourra suivre, en même temps, sur ce tableau, les rapports qui existent entre les températures axillaire et rectale, et l'évolution des phénomènes sécrétoires que produit le Jaborandi. Ces températures augmentent avec la salivation, l'hypercrinie nasale, le larmoiement, la sécrétion des glandules anales, et atteignent leur maximum au moment où, ces sécrétions commençant à décliner, la diarrhée vient donner une preuve de l'exagération à laquelle ont été soumises les sécrétions du tube digestif et de ses annexes.

Chez un *cobaye*, une dose de 1 gr. 70 d'extrait sec a amené la mort, avec les modifications de température signalées dans l'expérience ci-dessous.

EXPÉRIENCE. — Cobaye, adulte, vigoureux.

1 gr. 70 d'extrait de Jaborandi sont dissous dans 10 cent. cubes d'eau distillée, et injectés par fraction dans le tissu cellulaire du dos.

Avant l'expérience : T. R. 39°2. — R. 96.

1 h. 54. Injection de 3<sup>cc</sup>.

2 h. — de 2.

2 h. 8. T. R. 40°2. — Agitation considérable; tremblements.

2 h. 25. T. R. 40°8. —

2 h. 45. T. R. 41°2. — L'agitation et les tremblements sont continuels.

2 h. 50. — — Début d'un peu de salivation. Mouvements de déglutition.

3 h. 5. Injection de 5<sup>cc</sup>. — La salivation augmente.

3 h. 10. T. R. 41°4. — R. 128. — Abondante sécrétion par le nez; râles trachéaux; respiration anxieuse, bruyante; tremblements généralisés.

3 h. 30. T. R. 41°4. — R. 128. — La respiration s'embarasse, devient plus bruyante; l'animal se couche sur ses membres antérieurs et a quelques secousses convulsives dans le train postérieur. Par instants, mouvement assez prononcé de recul. Anxiété. Les mouvements de déglutition sont plus fréquents.

3 h. 40. T. R. 40°4. — R. 70. — Perd ses forces; les pattes fléchissent.

3 h. 45. — — R. 56. — L'animal se couche sur le côté; à chaque respiration il ouvre largement la bouche.

3 h. 52. T. R. 40. — Un peu de larmoiement; la circulation semble s'être considérablement ralentie; le sang ne coule plus par une coupure faite à l'oreille ou à la patte.

4 h. Mort. — T. 40°4.

— 51 —

Dans cette expérience, la température rectale s'est élevée de 1 degré en 14 minutes ; après 51 minutes, l'élévation atteignait 2 degrés ; et 1 h. 36 après le début de l'expérience, le thermomètre accusait un excès de 2°,6 sur le chiffre initial. A partir de ce moment, la température a baissé et l'animal est mort avec une élévation de 1°,2. Le maximum de la température a coïncidé avec le maximum des respirations ; toutes les deux ont diminué brusquement ensemble.

De nouvelles expériences sont nécessaires pour résoudre les questions que l'on peut se poser en présence de ces résultats; en tous cas, ces dernières viennent à l'appui de l'opinion que nous avons émise plus haut, à savoir que le phénomène de l'évaporation entre pour une large part dans la production des abaissements de température constatés chez l'homme au déclin de l'action du Jaborandi.

**Tableau n° 5.** — *Influence du Jaborandi sur le nombre des pulsations.*

ÉTAT NORMAL. — AFFECTIONS NON-FÉBRILES.

| Nos. | DÉSIGNATION des cas. | Avant. | Début. | Maximum. | Déclin. | Après. | Lendemain. | Surlendem. |
|---|---|---|---|---|---|---|---|---|
| 2 | État normal..... | 79 | » | 87 | » | 78 | 72 | » |
| 3 | id. | 60 | 85 | 85 | 84 | 66 | 54 | » |
| 4 | id. | 78 | 100 | 100 | 96 | 78 | 78 | » |
| 5 | Intoxic. sat..... | 64 | 86 | » | » | 70 | 66 | » |
| 6 | id. | 64 | 88 | 86 | 80 | » | 68 | » |
| 7 | Rhumat. musc... | 80 | » | 90 | 90 | » | 78 | » |
| 8 | id. | 90 | 92 | 96 | 80 | » | 80 | » |
| 9 | id. | 90 | 102 | 96 | 69 | » | » | » |
| 10 | Rhumat. goutteux | 78 | 90 | 90 | 76 | » | 80 | » |
| 11 | Emphysème ..... | 66 | 78 | » | 72 | 69 | 60 | » |
| 12 | id. | 75 | 92 | 100 | 98 | 82 | 76 | 72 |
| 13 | Mal de Bright.... | 78 | 84 | 75 | 72 | 72 | 66 | 74 |
| 14 | id. | 82 | 82 | 82 | 80 | » | 78 | 76 |
| 15 | id. | 76 | 80 | 80 | 78 | 78 | 76 | 80 |
| 16 | id. | 82 | 90 | 90 | 84 | » | 74 | 74 |
| 17 | id. | 84 | 92 | 84 | 82 | » | 84 | 82 |
| 18 | id. | 90 | 108 | 101 | » | » | 84 | 88 |
| 19 | id. | 84 | 94 | 88 | 88 | 84 | 84 | » |
| 20 | id. | 90 | 104 | 96 | 92 | » | 72 | » |
| 22 | Intox. saturn. .. | 84 | 96 | » | » | » | 80 | » |
| 23 | Bronchite........ | 74 | 100 | 98 | » | » | 60 | » |

AFFECTIONS FÉBRILES.

| Nos. | DÉSIGNATION des cas. | Avant. | Début. | Maximum. | Déclin. | Après. | Lendemain. | Surlendem. |
|---|---|---|---|---|---|---|---|---|
| 1 | Rhumat. art. aigu. | 96 | 105 | » | 102 | » | 84 | 102 |
| 2 | id. | 102 | 108 | 111 | » | » | 99 | 96 |
| 3 | id. | 108 | 111 | » | 102 | » | 108 | » |
| 4 | id. | 90 | 102 | 96 | 90 | » | 78 | 84 |
| 5 | id. | 84 | 96 | 93 | 93 | » | 84 | » |
| 6 | id. | 68 | 80 | 90 | 90 | » | 83 | 60 |
| 7 | id. | 74 | 90 | 90 | 90 | 90 | 72 | 86 |
| 8 | id. | 64 | 100 | 84 | 84 | 72 | 64 | 72 |
| 9 | id | 86 | 86 | » | » | » | 90 | » |
| 10 | id. | 88 | 100 | 90 | 87 | » | 80 | » |
| 11 | id. | 108 | » | » | » | » | 73 | » |
| 13 | id. | 84 | » | » | » | » | 70 | 72 |
| 14 | id. | 84 | » | » | » | » | 68 | 72 |
| 19 | id. | 102 | » | » | » | » | 90 | » |
| 25 | Rhum. goutteux.. | 78 | 92 | 90 | 85 | 80 | 80 | 80 |
| 26 | Érysip. de la face. | 112 | 126 | 126 | 120 | » | 100 | 100 |
| 27 | Pneumonie....... | 96 | 120 | 126 | 108 | 100 | 96 | 100 |
| 28 | id. | 100 | » | 100 | » | » | 94 | 80 |
| 29 | id. | 120 | » | 123 | » | » | 121 | » |

(1) Les chiffres placés dans la première colonne des deux tableaux accolés qui forment le tableau n° 5 se rapportent aux numéros d'ordre placés dans des colonnes identiques, aux tableaux n° 1 et n° 2. De cette façon le lecteur pourra comparer ensemble, dans un même cas, la température et les variations dans la fréquence des pulsations.

## VII. — Effets sur le pouls.

Sous l'influence du Jaborandi, le pouls éprouve dans sa fréquence et dans ses caractères des modifications importantes qui témoignent de l'action énergique de ce médicament sur la circulation, et dont l'étude nous a conduit à formuler une contre-indication dans l'emploi de celui-ci.

De même que pour la température, nous étudierons les caractères du pouls, à l'état physiologique et dans quelques affections non fébriles d'une part, puis dans quelques affections fébriles d'autre part. Le tableau n° 5 renferme, groupés suivant cette division, un certain nombre de cas où les variations dans la fréquence du pouls sont mises, aussi exactement que possible, en rapport avec les diverses phases de la sudation.

I. Pouls a l'état normal et dans les affections non fébriles. — A) *Fréquence du pouls*. — A l'état normal et dans les affections non fébriles, le nombre de pulsations varie dans des limites à peu près indentiques, et l'observation XVII représente un type assez commun dans ces deux états.

Observation XVII. — F..., 26 ans.
    10 h. 20. 1 gramme extrait de Jaborandi. — P. 66.
    10 h. 35. Début de salivation. — P. 72.
    10 h. 40 Début de la sudation. — P. 75.
    11 h. 10. La salivation et la sudation augmentent beaucoup. — P. 35.
    11 h. 25. Maximum de la sudation. — P. 75.
    12 h. ». La sueur commence à décliner. — P. 73.
    12 h. 10.         Id.         — P. 72.
    1. h. 4. Fin de la sueur. — P. 70.
    Le lendemain. — P. 64.

Le nombre des pulsations augmente graduellement jusqu'au moment du début de la sudation, et, en général, ce début coïncide avec le maximum de ce nombre : tantôt, il reste stationnaire pendant toute la durée de la pleine sueur ; tantôt, il subit quelques oscillations peu importantes, montant ou s'abaissant de deux à quatre pulsations ; cependant la tendance la plus fréquente paraîtrait être du côté de l'abaissement. Quand la sueur commence à décliner, le pouls baisse concurremment avec elle ; mais il ne se rapproche de la normale qu'à la cessation complète de la sudation. Quand l'action du médicament est épuisée, le nombre des pulsations revient au chiffre primitif. Le lendemain, nous avons trouvé assez souvent un abaissement très-léger, dont il ne faut tenir que peu de compte, vu les grandes variations que l'on observe dans l'état physiologique, sous l'influence des causes les plus légères (1).

La moyenne générale de la première partie du tableau n° 5 donne les résultats suivants :

Début de la sudation. — Élévation de 15 pulsations sur le chiffre de début.
Maximum — — — 12 — — .
Déclin — — — 7 — —
Fin. — Coïncidence avec le chiffre de début.
Le lendemain. — Diminution de 4 pulsations sur le chiffre de début.

Les plus grandes élévations observées au début de la sudation ont été de 22, 24, 25, 26 pulsations. Dans quelques circonstances rares, nous n'avons remarqué aucune augmentation de la fréquence du pouls, mais nous n'avons pas rencontré un seul cas où le nombre des pulsations ait baissé vers le début de la sudation.

Le pouls présente quelquefois des oscillations très-légères pendant l'établissement et le maximum de la sueur : elles n'ont aucune importance et se montrent, soit chez les sujets impressionnables, soit sous l'influence des causes que nous avons signalées plus haut à propos des variations de température. L'observation XVIII peut être prise comme exemple :

OBSERVATION XVIII. — J..., 27 ans. Sujet très-impressionnable.
10 h. 15. Infusion de 5 grammes de feuilles de Jaborandi. — P. 80.
10 h. 30. Début de salivation et de sudation. — P. 100.
10 h. 35. La salivation augmente. Le front est couvert de sueur. Le
    corps est encore sec. — P. 96.
10 h. 40. La sueur commence à se généraliser. — P. 96.
10 h. 50. La sueur est abondante. — P. 100.
10 h. 55. Pleine sueur. — P. 100.
11 h. 5. — — P. 104.
11 h. 15. Début du déclin. — P. 100.
11 h. 25. — P. 96.
11 h. 30. — P. 96.
11 h. 50. La sueur baisse beaucoup. — P. 88.
12 h. 10. La salivation a diminué depuis 10 minutes. — P. 90.
12 h. 20. Fin de la sueur. — P. 76.
4 h. ». La salivation touche à sa fin. — P. 78.
1 h. 20. Fin de la salivation. — P. 78.

B) *Caractères du pouls.* — Nous avons étudié les caractères du pouls pendant l'action du Jaborandi, en appliquant le sphygmographe sur l'artère radiale avant l'administration du médicament, et en laissant l'instrument en place pendant toute la durée de la sudation,

(1) Il n'est pas inutile de rappeler que, dans nos observations, les pulsations ont été comptées à plusieurs reprises, le sujet étant couché sur le dos et son bras étendu.

afin de maintenir constante la pression causée par le levier sur l'artère et de se mettre à l'abri des causes d'erreur qui résultent du plus ou moins grand degré de force avec lequel le sphymographe presse le vaisseau dont il écrit les pulsations.

Les cinq tracés qui suivent (n°ˢ 1, 2, 3, 4, 5) ont été pris sur un homme bien portant, chez qui les effets du *Pilocarpus* se sont succédé, suivant leur type normal. Le tracé I nous donne les caractères du pouls avant l'expérience ; le tracé II correspond au début de la sudation ; le tracé III au maximum de la sudation ; le tracé IV a été pris un quart d'heure environ après la cessation de la sueur ; le tracé V, 22 heures après l'expérience. — La salivation a débuté 15 minutes et la sudation 22 minutes après la prise du Jaborandi. La sudation a atteint son maximum en 45 minutes et ne s'est terminée qu'au bout de 2 heures ; les hypercrinies ont été considérables.

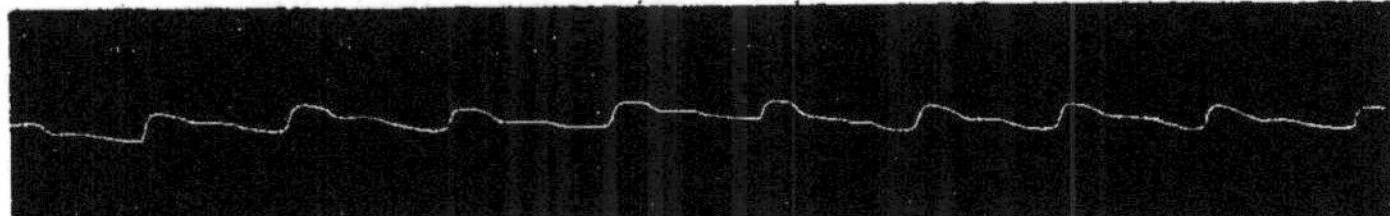

Tracé n° 1. — Avant le Jaborandi.

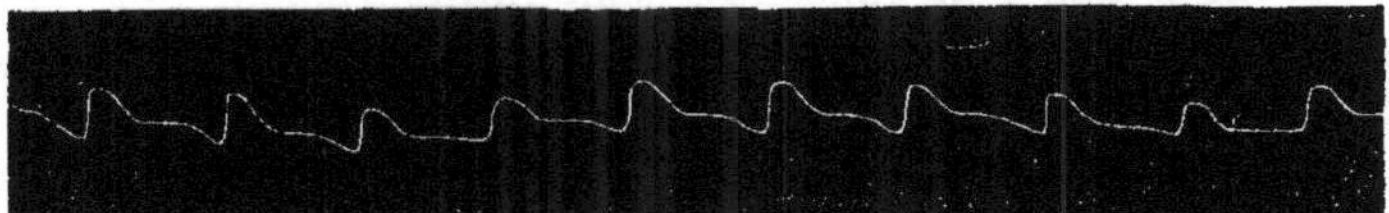

Tracé n° 2. — Début de la sudation.

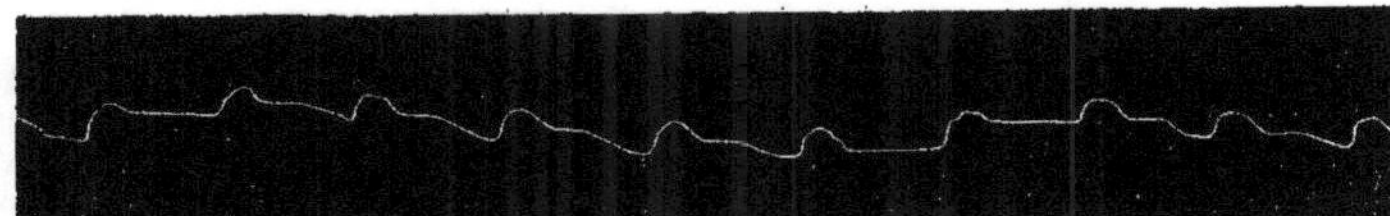

Tracé n° 3. — Maximum de la sudation.

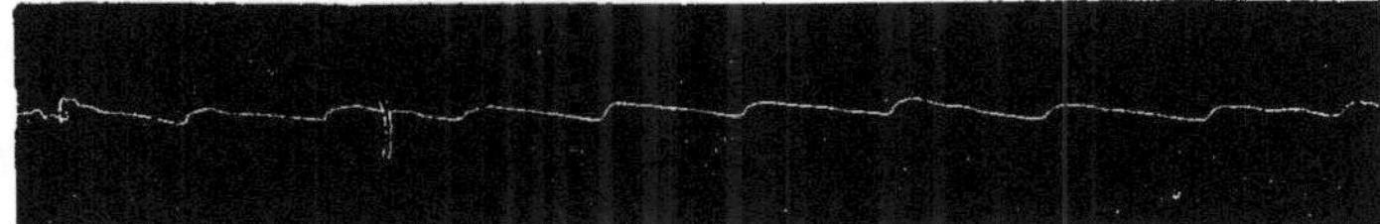

Tracé n° 4. — Après la sudation.

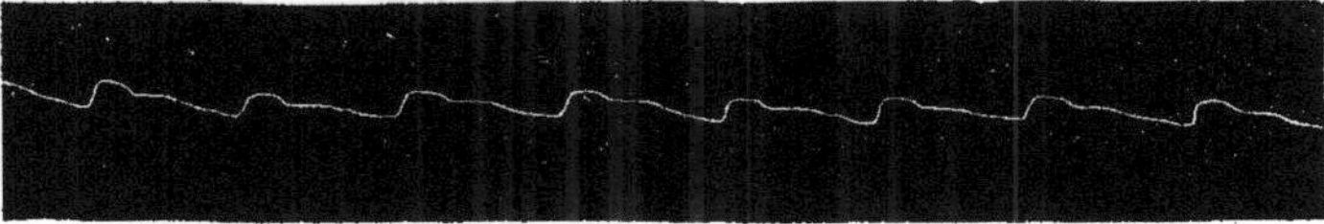

Tracé n° 5. — 22 heures après l'action du Jaborandi.

Le premier tracé représente l'état normal chez le sujet de notre expérience : les lignes d'ensemble sont sensiblement rectilignes, sauf une incurvation très-minime qui correspond à un mouvement respiratoire ; la ligne d'ascension est brève, un peu oblique ; la ligne de descente se rapproche de l'horizontale ; le dicrotisme normal est assez prononcé. Au début de la sudation, en même temps qu'augmente le nombre des pulsations, le tracé prend aussi des caractères différents : les lignes d'ensemble deviennent légèrement sinueuses, l'ascension est plus longue, plus rectiligne ; la descente par conséquent, plus oblique, le dicrotisme plus marqué. Au maximum de la sudation, c'est l'irrégularité des lignes d'ensemble qui domine ; en outre les pulsations ne sont plus isochrones ; quelques-unes sont plus courtes que les autres. Quand les hypercrinies ont cessé, les lignes d'ensemble reprennent leur régularité primitive, mais la ligne d'ascension devient plus courte, plus oblique ; et sur la ligne de descente, presque horizontale et plus longue, on soupçonne à peine le rebondissement du début. Le tracé n° 5 correspond, à peu de chose près, au tracé n° 1.

Physiologiquement, les caractères que nous venons de mentionner sont assez constants dans leur apparition et dans leur succession : les différences que l'on rencontre sont ordinairement des variations dans l'intensité plutôt que dans la nature même de ces caractères. Les tracés 6 et 7 en sont une preuve.

Observation XIX. — X..., 19 ans. Bien portant.

10 h. On donne 20cc d'élixir de Jaborandi. — P. 78.

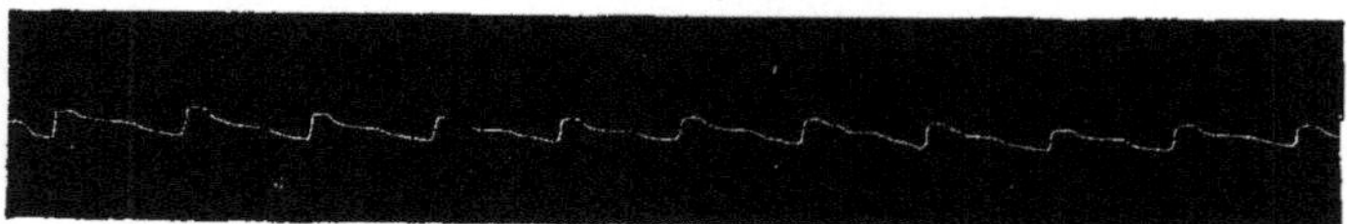

Tracé n° 6. — Avant le Jaborandi.

10 h. 15. Début de la salivation. — P. 84.
10 h. 20. Un peu de larmoiement.
10 h. 22. Début de la sudation sur le visage et sur la partie supérieure de la poitrine, qui ont rougi considérablement depuis 5 à 7 minutes. — P. 86.

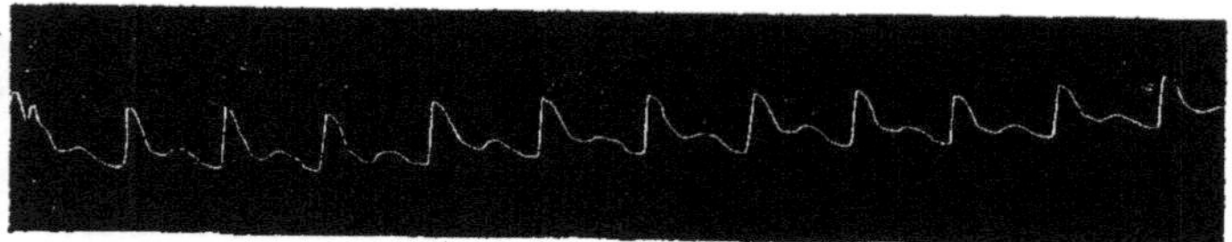

Tracé n° 7. — Début de la sudation.

10 h. 40. Maximum de la sudation. — P. 87.
11 h. 15. Début du déclin. — P. 87.
12 h. 25. Fin de la sudation.
 3 h. 30. — P. 76.
Le lendemain. — P. 70.

En effet, le tracé n° 7, qui correspond au début de la sudation, diffère de celui qui a été recueilli avant le Jaborandi, par une plus grande amplitude de la ligne d'ascension, et par une descente plus oblique dont les oscilations sont exagérées : les lignes d'ensemble sont aussi moins régulières ; or, les tracés n° 1 et n° 2 offraient les mêmes différences, mais à un degré moins accusé. Les mêmes remarques s'appliquent aux tracés du maximum et du déclin de la sudation.

Toutefois, ces derniers tracés ne sont pas toujours complétement identiques : ainsi il arrive quelquefois que le pouls, après la sudation, ne prend aucun des caractères du tracé n° 4 ; dans ce cas, sauf l'irrégularité des lignes d'ensemble, il garde l'aspect du tracé qui a été recueilli au maximum de la sueur; d'autres fois, et ceci n'est pas très-rare, le pouls du lendemain ne revient pas tout à fait à la normale ; sa ligne d'ascension est courte et oblique, sa descente se rapproche de l'horizontale; on perçoit à peine le rebondissement ; en un mot grande ressemblance avec le tracé n° 3; alors le retour à l'état primitif n'a lieu que 30 ou 36 heures après l'expérience.

Dans les affections non fébriles, les tracés correspondent assez bien à ceux que nous venons de décrire, sauf cependant les modifications qui sont imprimées par l'affection elle-même.

Nous pouvons maintenant interpréter les formes successives que revêt le pouls pendant l'évolution de la sudation.

Au début de l'hypercrinie sudorale, l'augmentation du nombre de pulsations, la hauteur plus grande et l'apparence rectiligne de la ligne d'ascension, l'obliquité et le dicrotisme de la ligne de descente sembleraient indiquer une *diminution de la tension vasculaire;* cette diminution de tension, dont la connaissance est fondée seulement sur l'examen des traces sphygmographiques, n'est, il est vrai, rien moins qu'hypothétique ; mais, *a priori,* elle paraît assez rationnelle : les vaisseaux capillaires de l'enveloppe cutanée se dilatant (rougeur de la peau, sudation), la capacité du système circulatoire général doit augmenter dans des proportions équivalentes à la dilatation de ces vaisseaux.

Les *battements du cœur* deviennent un peu irréguliers ; *l'influence des mouvements respiratoires sur la circulation* se fait sentir plus manifestement qu'à l'état normal, puis tout commence à se calmer

vers le déclin de la sudation, et, d'après les tracés recueillis quand
les phénomènes sécrétoires ont pris fin, la tension vasculaire *parai-
trait* augmenter légèrement ; le lendemain, le pouls a repris ses caractères habituels.

II. Pouls dans les affections fébriles. — A) *Fréquence du
pouls.* — Dans les affections fébriles, telles que le rhumatisme articulaire aigu, la pneumonie, etc., le nombre des pulsations suit des
variations analogues à celles observées dans les états non fébriles,
mais avec des écarts plus considérables dans les chiffres relevés.

La moyenne générale de la seconde partie du tableau n° 5 donne
les résultats suivants :

Début de la sudation. Élévation de 13 pulsations sur le chiffre du début.
Maximum         —         —         11         —         —
Déclin         —         —         8         —         —
Lendemain. Diminution de         7 pulsations sur le chiffre du début.

L'élévation du début est constante ; assez fréquemment le pouls
s'élève encore au maximum de la sudation, mais d'une quantité minime (6 à 10 pulsations). Au lendemain de la sudation, la diminution
du pouls est à peu près aussi habituelle que l'abaissement de la température. Le tableau n° 5 nous donne : 11 cas de diminution, 5 cas
stationnaires et 3 cas d'augmentation.

B) *Caractères du pouls.* — Les caractères du pouls de l'état normal sont exagérés dans les affections fébriles ; en voici un exemple
recueilli dans un cas de rhumatisme articulaire : à son début (2e jour
de la maladie), aucune affection cardiaque n'était encore perceptible
à l'auscultation ou à la percussion.

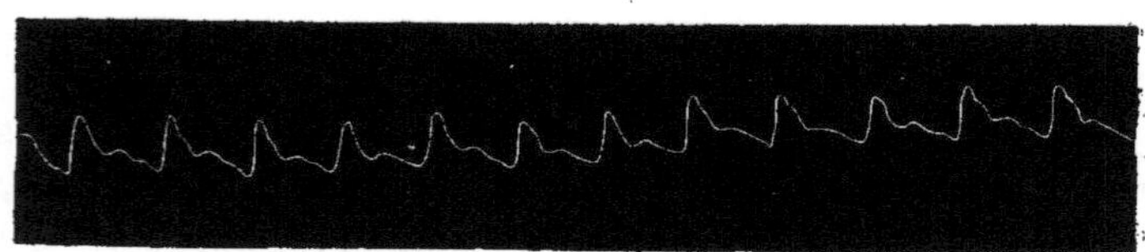

Tracé n° 8. — Avant le Jaborandi.

Augmentation du nombre des pulsations, élévation de la ligne
d'ascension, obliquité considérable de la ligne de descente, sinuosités
des lignes d'ensemble, tels sont les points principaux de ces tracés,
dont le type répond à ceux que nous avons étudiés plus haut. Ici
l'inflence des mouvements respiratoires sur la circulation est nettement représentée ; le plus souvent même, elle n'est pas aussi marquée
que le tracé l'indique.

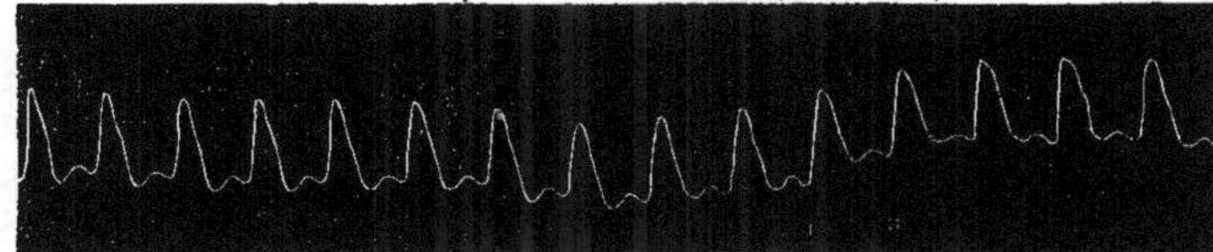

Tracé n° 9. — Maximum de la sudation.

Quand il existe une *affection cardiaque*, les caractères du pouls sont modifiés encore plus profondément. Les tracés n° 10, 11, 12, 13 et 14 ont été pris sur une femme de 18 ans, le 12ᵉ jour d'un rhumatisme articulaire aigu généralisé, avec complication d'endo-péricardite très-intense. L'auscultation révélait un souffle très-rude et très-prolongé à la pointe et au premier bruit du cœur ; le second bruit de la pointe était très-obscur ; à la base, on percevait des frottements péricardiques. La pointe du cœur battait à 2 centimètres environ en dedans des limites de la matité. La sudation et la salivation furent très-abondantes.

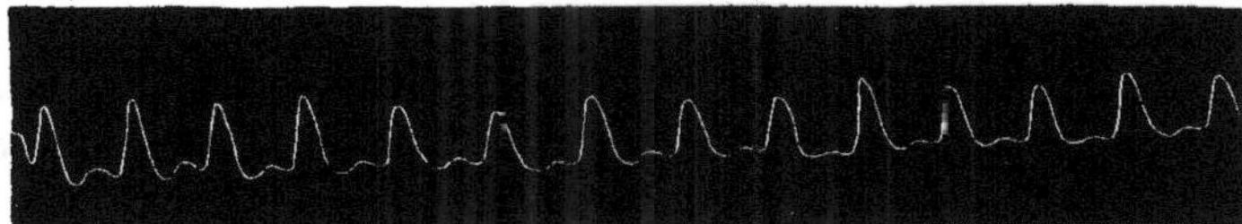

Tracé n° 10. — Avant le Jaborandi.

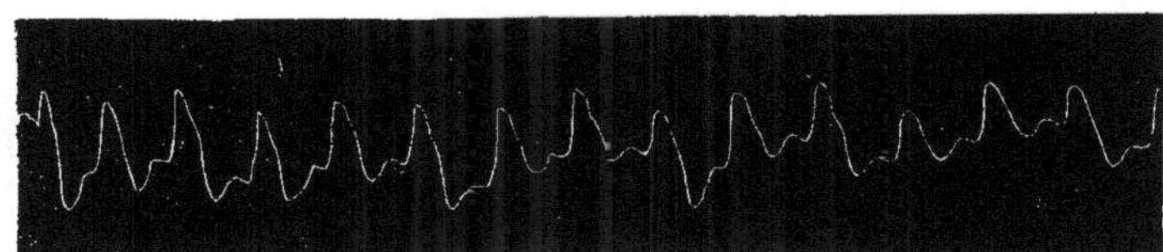

Tracé n° 11. — Début de la sudation : 45 minutes après l'injection du Jaborandi.

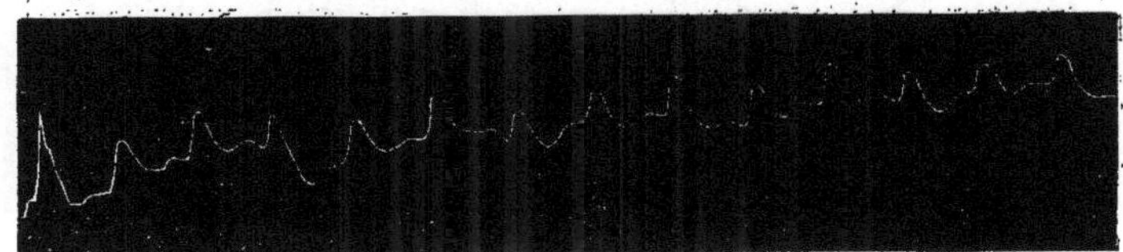

Tracé n° 12. — Sudation très-abondante : 2 heures après le Jaborandi.

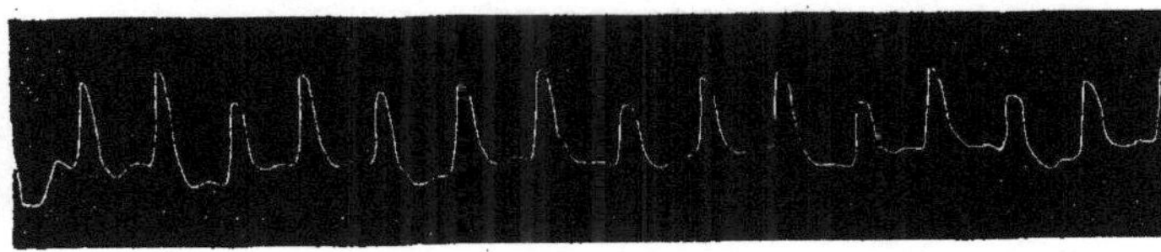

Tracé n° 13. — Fin de la sudation : 3 heures et demie après le Jaborandi.

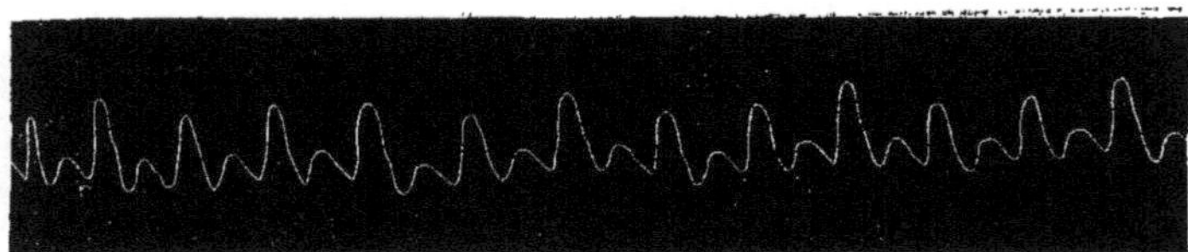

Tracé n° 14. — 24 heures après la sudation.

L'irrégularité du pouls, et par conséquent des contractions du cœur, domine dans ces tracés. Les lignes d'ensemble sont complétement brisées ; il existe une perturbation de tous les éléments de la pulsation, c'est une véritable *asystolie expérimentale* d'une remarquable intensité et d'une durée égale à celle de la sudation, dont elle suit en quelque sorte la marche ; elle apparaît peu après l'ingestion du Jaborandi, augmente au début de la sudation, atteint son maximum avec celle-ci, et, vers la fin de la sueur, tend à revenir à l'état antérieur.

Les tracés n°ˢ 15, 16, 17 et 18, qui peuvent servir à donner une idée des modifications que subit le pouls dans une autre forme d'affection cardiaque, ont été recueillis sur une femme de 22 ans, atteinte de rhumatisme articulaire aigu, au 15e jour, avec endo-péricardite récente et insuffisance aortique ancienne, consécutive à une première attaque de rhumatisme survenue quatre années auparavant. On percevait un souffle rude et prolongé au premier bruit de la pointe du cœur ; un souffle plus doux au second bruit de la base ; les bruits valvulaires étaient sourds, étouffés ; la pointe du cœur battait en dedans des limites de la matité. La sudation et la salivation furent très-abondantes.

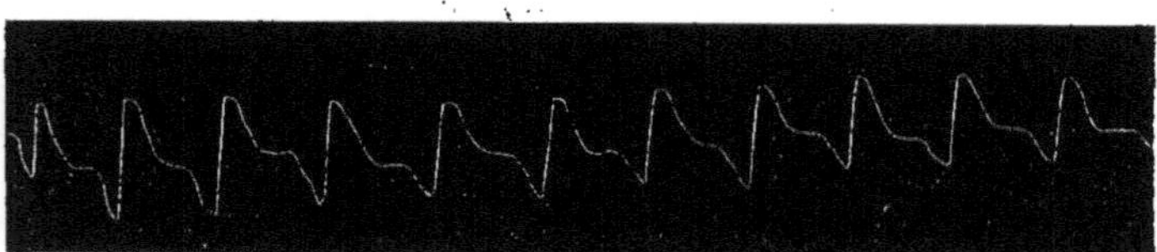

Tracé n° 15. — Avant le Jaborandi.

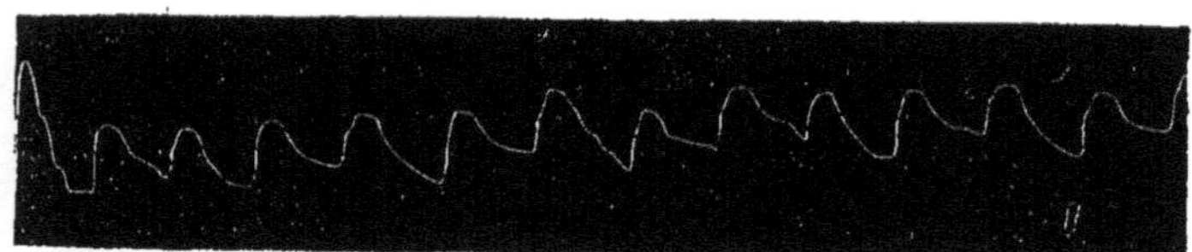

Tracé n° 16. — Début de la sudation : 40 minutes après le Jaborandi.

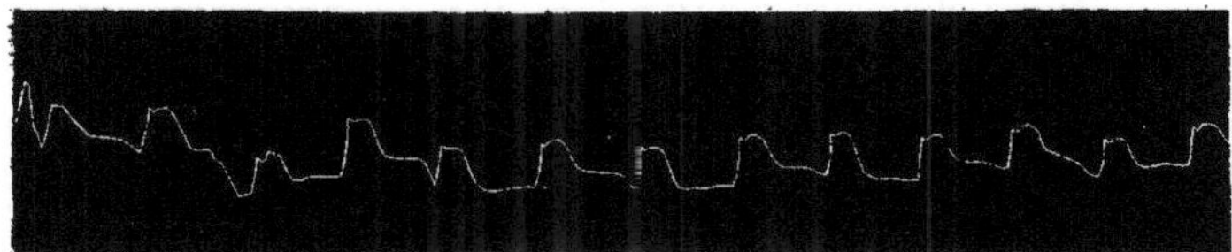

Tracé n° 17. — Pleine sudation : deux heures et demie après le Jaborandi.

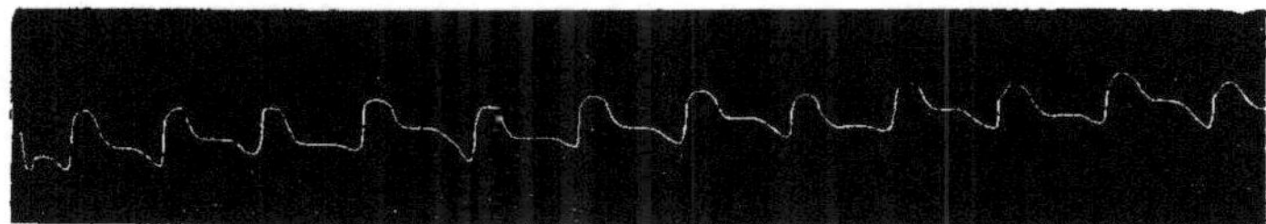

Tracé n° 18. — Une heure après la fin de la sueur.

Ici encore, l'irrégularité des pulsations l'emporte sur tous les autres caractères ; au début de la sudation, l'obliquité de la ligne d'ascension, l'absence du rebondissement de la descente tranchent singulièrement avec le tracé primitif. En pleine sueur, la ligne d'ascension devient plus droite, mais plus courte ; le sommet est marqué par un crochet et un plateau ; après la sueur, le crochet disparaît et l'irrégularité diminue.

On peut conclure de ces divers états du pouls que le Jaborandi doit être *contre-indiqué* toutes les fois qu'il existe une affection des valvules, de l'endocarde ou du muscle cardiaque lui-même, surtout quand ces affections arrivent à la période d'asystolie.

### VIII. — Effets sur les voies urinaires, sur la sécrétion et la composition de l'urine.

I. — EFFETS SUR LES VOIES URINAIRES.

Dans la grande majorité des cas, le Jaborandi n'exerce pas chez l'homme une action appréciable sur les voies urinaires, et les phénomènes dont nous allons parler ne doivent pas être classés, croyons-nous, au rang des effets habituels de ce médicament, quand il est donné à la dose normale : il nous a semblé, au contraire, qu'ils intervenaient seulement à titre d'accidents, comme les troubles oculaires et les engorgements des glandes sous-maxillaires.

Voici le résultat de nos observations à ce sujet : dans 9 cas, c'est-à-dire 10 fois sur 100, les malades soumis au Jaborandi ont ressenti un besoin pressant d'uriner, et, dans 4 cas, tout s'est borné là ; mais les 5 autres malades ont éprouvé en outre, au moment de la miction, une sensation douloureuse dans le canal de l'u-

rèthre ; 2 d'entre eux eurent une uréthrorrhée passagère avec ténesme vésical: chez l'un d'eux même, il y eut probablement un peu
de cystite.

Le *besoin d'uriner* s'est manifesté deux fois au début de la sudation, et deux fois vers le maximum de celle-ci ; quand il ne s'est
accompagné d'aucune sensation douloureuse, il a été unique, mais
violent, et les malades devaient y satisfaire immédiatement. L'urine
rendue était normale. Nous n'avons noté aucun phénomène conco-
mitant ou consécutif.

La *miction douloureuse*, observée cinq fois, suit le plus souvent le
besoin d'uriner et se fait sentir au début, en plein maximum ou vers
le déclin de la sudation. Quand rien ne vient la compliquer, elle disparaît avec les effets du Jaborandî ; d'autres fois elle persiste jusqu'au lendemain, mais n'a généralement qu'une durée très-courte.
L'observation XX relate un de ces cas.

OBSERVATION XX. — A... (Émile), 52 ans, peintre en bâtiments, salle Saint-
Louis, n° 6. Entré le 9 décembre 1874. — *Bronchite aiguë.*
Le 10 déc. à 9 h. 30. Infusion de 4 grammes de feuilles de Jaborandî. —
P. 74.
    9 h. 37. Début de salivation. Visage rouge, animé.
    9 h. 45. Début de la sudation. Salivation considérable. Un peu
       de vertige.
    9 h. 50. P. 100. — Sudation très-abondante. Face très-conges-
       tionnée. *Vive envie d'uriner. Aucune sensation dé-
       sagréable dans l'urèthre.* Début du larmoiement. Pas
       de contraction de la pupille.
    9 h. 55. P. 98.
   10 h. 10. *Nouvelle envie d'uriner.* La miction est *douloureuse,*
       cuisante. Le malade éprouve une sensation analogue
       à celle que donne la blennorrhagie à son début.
   11 h. Fin de la sudation.
Le 11 décembre. — *La miction n'est plus douloureuse.* Le malade n'a vu aucune trace d'écoulement uréthral. L'urèthre était parfaitement sain, d'ailleurs,
avant la sudation.

Chez un autre de nos malades, soumis trois fois au Jaborandi, la
miction fut douloureuse à chaque administration, sans que rien ne
pût expliquer cette complication.

Voici le fait :

OBSERVATION XXI. — L..., 38 ans, cérusier, salle Saint-Louis, n° 11. — *Colique de plomb.*
   A 9 h. 30. 5 grammes de feuilles de Jaborandi.
    9 h. 40. Début de la sudation et de la salivation.
    9 h. 50. Augmentation de ces deux sécrétions.
    9 h. 55. *Vive envie d'uriner.* L'urine en passant par le canal de l'u-
       rèthre cause une *démangeaison* désagréable.

10 h. 30. La salive et la sueur sont à leur maximum.

11 h. 20. Fin des hypercrinies. La miction est *un peu douloureuse*.

Le lendemain, toute sensation pénible dans le canal a disparu. **Pas d'écoulement.**

Ce malade, soumis deux fois encore au Jaborandi, éprouve à chaque administration le même *accident*, qui se montre et disparaît de la même façon. Le malade n'avait jamais eu de blennorrhagie.

L'*uréthrorrhée* observée deux fois, a été précédée d'envies, d'uriner et de douleurs cuisantes pendant la miction : l'écoulement apparu après la cessation des phénomènes sécrétoires a été de courte durée (36 et 48 heures) ; dans les deux cas, la douleur pendant la miction a persisté 24 heures environ après la disparition de tout écoulement uréthral.

Le malade qui fit le sujet de notre première observation eut un écoulement très-peu abondant ; il ne prit du Jaborandi qu'une seule fois ; mais le second éprouva à chaque administration des phénomènes uréthraux ; chez lui, l'uréthrorrhée fut accompagnée d'un ténesme vésical violent, et le lendemain l'urine rendue pendant la nuit contenait un dépôt muqueux si abondant que nous pensâmes à une cystite, d'autant plus que le ténesme vésical n'avait pas cessé. Ces particularités sont notées dans l'observation XXII.

OBSERVATION XXII. — L. F..., 36 ans, employé. Entre le 7 novembre 1874, salle Saint-Louis, n° 12. — *Rhumatisme musculaire.*

8 novembre. — 20 gr. d'elixir de Jaborandi à 10 h. 30.

Urine du 7 au 8 = 800cc.

Sudation et salivation peu abondantes, ont duré une heure à peine. Au moment où la sudation atteignait son maximum, le malade fut pris d'une violente envie d'uriner, avec ténesme du col vésical et sensation de brûlure dans le canal de l'urèthre.

9. — Urine 600 gr. Les envies d'uriner sont fréquentes, mais toute douleur a disparu. Aucun écoulement uréthral.

10. — Urine 800 gr. On donne 4 grammes de feuilles de Jaborandi.

Sueur très-abondante. Salive rendue, 600 grammes.

Pendant l'action du médicament, les envies d'uriner ont été fréquentes et douloureuses ; quelques gouttes d'urine seulement étaient rendues à chaque miction et leur passage dans le canal causait une cuisson des plus vives.

11. — Urine 500. Il existe un écoulement uréthral bien caractérisé survenu pendant la nuit. La miction est douloureuse.

L'urine contient un dépôt muqueux si abondant que la vessie pourrait bien être, elle aussi, le siége d'un catarrhe ; l'écoulement uréthral n'était pas en rapport avec la quantité de ce sédiment.

12. — Urine 1,200. Même état de l'écoulement. Les douleurs ont diminué.

14. — Urine 1,000. Plus d'écoulement, mais la miction est redevenue un peu sensible.

16. — Disparition complète des accidents uréthraux.

25. — On administre encore 5 grammes de Jaborandi ; 20 minutes après l'in-

gestion de l'infusion, au moment du commencement de la salivation, de la sudation, du larmoiement, le malade éprouve un vif besoin d'uriner et une forte sensation de brûlure dans le canal au moment de la miction. — Urine 590.

26. — Pas d'écoulement uréthral. Toute douleur a cessé. — Urine 924.

Les causes de ces accidents survenus du côté des voies urinaires nous sont encore inconnues.

## II. — EFFETS SUR LA QUANTITÉ D'URINE SÉCRÉTÉE.

Les effets du Jaborandi sur la quantité d'urine sécrétée diffèrent suivant qu'on donne le médicament à doses massives ou fractionnées. Nous allons envisager successivement ces deux conditions.

A) DOSES MASSIVES.—Nous n'avons qu'un très-petit nombre (2 cas) d'observations prises sur des sujets bien portants ; aussi les résultats que nous avons obtenus ne se rapportent-ils guère qu'à l'état pathologique.

La quantité d'urine a été mesurée dans 18 observations d'affections non fébriles, et dans 15 cas d'affections fébriles, avant, pendant et après l'action du médicament, c'est-à-dire dans les 24 heures qui ont précédé son administration, dans les 24 heures qui ont suivi celleci, et enfin dans les 24 heures suivantes.

1° AFFECTIONS NON FÉBRILES (état normal, maladie de Bright, alcoolisme, rhumatisme musculaire, intoxication saturnine). — Sur les 18 observations, la quantité d'urine sécrétée a diminué 17 fois le jour de l'action du Jaborandi ; une seule fois, il y a eu, au contraire, augmentation de 334 centimètres cubes.

Les diminutions les plus minimes ont été de 20$^{cc}$ et 98$^{cc}$ ; les plus considérables ont été de 488$^{cc}$ à 500$^{cc}$, 527$^{cc}$ et 600$^{cc}$. La moyenne générale donne le chiffre ci-dessous :

Quantité d'urine sécrétée avant l'action du Jaborandi.... 1080$^{cc}$

Quantité d'urine sécrétée le jour de l'action du Jaborandi 779$^{cc}$

Différence (diminution).... 297$^{cc}$

Ce premier point est donc acquis ; *le Jaborandi fait diminuer la sécrétion urinaire le jour de son administration*.

Le lendemain du jour où le médicament a été donné, la quantité de l'urine émise *augmente* généralement, non-seulement sur le chiffre de la veille, mais souvent aussi sur le chiffre du début : dans 10 cas, il y a eu augmentation sur le chiffre du début ; dans 8 cas, diminution sur ce même chiffre. Les augmentations les plus faibles ont été de 30 et 40$^{cc}$ ; les plus considérables se sont élevées à 390$^{cc}$, 400$^{cc}$ et 456$^{cc}$. Les diminutions ont varié de 40$^{cc}$ et 70$^{cc}$ à 275$^{cc}$ et 450$^{cc}$. Voici la moyenne générale :

Quantité d'urine émise le lendemain de l'action du Jabo-
randi . . . . . . . . . . . . . . . . . . . . . . . . . . . . . . . . . . . . . . . . . 1150cc

—      —        avant       —     1076cc

Différence (augmentation). . . . . 74cc

L'augmentation sur le chiffre de la veille est à peu près constante;
nous n'avons noté qu'une seule exception.

Quantité d'urine après l'action du Jaborandi. . . . . . . . . . . 1150cc

—      —      le jour     —     —     779cc

Différence (augmentation). . . . . . 371cc

On peut donc établir ce second point : après l'action du Jaborandi, la quantité d'urine revient de suite au chiffre du début, qu'elle
dépasse même légèrement.

Nous allons rechercher maintenant comment ces résultats peuvent
être modifiés par la plus ou moins grande intensité de la sudation.
Dans 6 observations, la quantité de sueur sécrétée a été extrêmement abondante; dans les 12 autres cas, au contraire, la sudation a
été relativement assez faible.

*Sudation forte.* — La diminution pendant l'action du médicament
a été constante et considérable.

Avant l'action du Jaborandi, urine. . . . . . . . . . . . . . . . . . . . 1192cc

Le jour de l'action du Jaborandi, urine. . . . . . . . . . . . . . 780cc

Différence (diminution). . . . . 412cc

L'augmentation du lendemain s'est montrée 5 fois sur les 6 cas.

Après l'action du Jaborandi, urine. . . . . . . . . . . . . . . . . . 1368cc

Avant                  . . . . . . . . . . . . . . . . 1192cc

Différence (augmentation). . . . . 176cc

Par conséquent. l'augmentation sur la quantité émise le jour de
l'administration du Pilocarpus égale $412 + 176 = 588$ cent. cub.

*Sudation faible.* — La diminution de la quantité d'urine pendant
l'action du Pilocarpus a été constante, mais assez faible :

Avant l'action du Jaborandi, urine. . . . . . . . . . . . . . . . . . . , 1023cc

Le jour de. . . . . . . . . . . . . . . . . . . . . . . . . . . . . . . . . . . . . 778cc

Différence (diminution). . . . . . 245cc

L'augmentation du lendemain ne s'est montrée que 5 fois dans
les 12 observations ; 7 fois il y a eu diminution notable, de telle sorte
que la moyenne du lendemain est un peu au-dessous de la moyenne
du début :

Avant l'action du Jaborandi, urine.................,..... 1023<sup>cc</sup>

Après    —    —    —    .................. 1000<sup>cc</sup>

Différence (diminution)..... 23<sup>cc</sup>

*En résumé* : 1° la quantité d'urine diminue de 300<sup>cc</sup> le jour de l'action du Jaborandi ; cette diminution est plus considérable quand la sudation a été très-abondante : elle atteint à peu près 400<sup>cc</sup> ; mais si la sudation a été faible, la diminution est moins importante, elle descend à 250<sup>cc</sup>.

2° Après l'action du Jaborandi, la quantité d'urine augmente un peu et le chiffre du début de l'observation est dépassé de 74<sup>cc</sup>. Si la sudation a été forte, l'augmentation s'élève à 176<sup>cc</sup> ; elle est nulle, si la sudation a été faible, même il y aurait plutôt alors tendance à la diminution.

Si l'on compare la proportion dont l'urine diminue avec les quantités de liquide émises par la peau et les glandes salivaires, on voit que ces organes sécréteurs éliminent plus d'eau que l'urine n'en perd. En effet, prenons le cas d'une action énergique du Jaborandi : la salive rendue égale en moyenne 500<sup>cc</sup>, et en estimant la sueur à 300<sup>cc</sup> on est plutôt au-dessous qu'au-dessus de la vérité ; or l'urine ne diminue que de 412<sup>cc</sup> : la différence en faveur des autres sécrétions est donc, au minimum, de 388<sup>cc</sup>. Il en résulte que le Jaborandi, tout en déchargeant, momentanément il est vrai, le rein d'une partie de son travail, fait éliminer plus d'eau par ses émonctoires, que le rein lui-même n'en aurait sécrété dans le même espace de temps ; cette donnée peut conduire à des applications thérapeutiques d'une haute importance. Le Pilocarpus pourra suppléer aux diurétiques, quand ceux-ci seront contre-indiqués par une lésion rénale ; peut-être sera-t-il opposé avec succès à la congestion du rein et aux conséquences de celle-ci, telles que, par exemple, certaines albuminuries que l'on observe dans le rhumatisme articulaire aigu, la fièvre typhoïde, la pneumonie, etc., etc.

L'augmentation de la quantité d'urine observée après les sudations énergiques, est probablement en rapport avec la sécheresse de la peau et la diminution de salive qui suit l'action du Jaborandi et persiste pendant 24 heures environ.

2. AFFECTIONS FÉBRILES (rhumatisme articulaire aigu, pneumonie). — Sur nos 15 observations, la quantité d'urine a diminué 10 fois le jour de l'administration du Jaborandi ; elle a augmenté 4 fois ; elle est restée stationnaire 1 fois. Les diminutions ont varié de 28<sup>cc</sup> et 80<sup>cc</sup> à 440<sup>cc</sup> et 490<sup>cc</sup> ; les augmentations ont été de 200<sup>cc</sup>, 250<sup>cc</sup>, 300<sup>cc</sup> et 430<sup>cc</sup>.

Voici les moyennes générales :

Avant l'action du Jaborandi , urine...................... 765cc
Le jour de     —     — .................... 693cc

Différence (diminution)..... 72cc

Le lendemain, la quantité d'urine a augmenté 9 fois sur le chiffre du début, elle a diminué 6 fois, elle est restée stationnaire 1 fois ; sur le chiffre du jour de la sudation, elle a augmenté 10 fois, diminué 4 fois, elle est restée stationnaire 1 fois. Les augmentations ont varié de 30cc et 50cc à 600cc et 700cc ; les diminutions de 40cc et 50cc à 347cc et 630cc. Les moyennes sont :

Après l'action du Jaborandi , urine .................... 782cc
Avant     —     — .................... 765cc

Différence (augmentation)...... 17cc

Donc, quoique la diminution de l'urine pendant la sudation soit, dans quelques observations, plus considérable encore que dans des affections non fébriles, la compensation est à peu près établie par le chiffre des augmentations, de sorte que la moyenne ne peut fournir aucune indication dans un cas particulier. Il en est de même de la très-minime augmentation notée au lendemain de la sudation.

*En résumé*, l'état fébrile imprime aux effets du Jaborandi sur la sécrétion urinaire des oscillations qui rendent difficile l'énonciation d'une règle relativement fixe et analogue à celle que nous avons formulée pour les affections non fébriles. On peut dire seulement que les tendances à l'augmentation et à la diminution sont dans le sens qui a été établi plus haut pour les états pathologiques ne s'accompagnant pas de fièvre.

B) Doses fractionnées. — Donné à doses fractionnées, le Jaborandi nous a paru produire des effets diurétiques assez évidents ; c'est du moins ce qui est arrivé dans les quatre cas où nous avons employé ce mode d'administration : 1 cas de fièvre typhoïde, 1 cas de pneumonie aiguë, 2 cas de maladie de Bright. Nous donnons, comme exemple, deux de ces observations :

Observation XXIII.— J..., 42 ans, journalier. Entre le 31 octobre 1874, salle Saint-Louis, n° 29 *ter. — Pneumonie droite au troisième jour.*

Du 1er au 3 novembre, la quantité d'urine avait baissé notablement : de 1,200, chiffre du jour de l'entrée, elle était réduite à 800 grammes par jour.

On donne 20cc d'élixir de Jaborandi dans un julep de 125 grammes par cuillerées à bouche de demi-heure en demi-heure. Après la troisième cuillerée, le malade commence à saliver un peu ; vers 4 heures du soir cette salivation avait cessé ; 70 gr. de salive ont été rendus. Pas de sueurs ni de moiteur.

4. — Quantité d'urine 1,200 gr. L'urine rendue les jours précédents contenait beaucoup d'albumine ; elle donnait par la chaleur un précipité abondant ; au-

jourd'hui, pour déceler l'albumine, il faut employer l'acide nitrique (procédé très-sensible en usage dans le service de M. Gubler).

La quantité d'urine se maintint à ce taux, avec de très-légères variations, jusqu'à la sortie du malade.

OBSERVATION XXIV. — Brasseur, Adolphe, 37 ans, charbonnier. Entre le 30 octobre 1874, salle Saint-Louis, n° 20. — *Fièvre typhoïde.*

Cet homme est malade depuis 10 jours environ. Il est encore dans la première période de la fièvre typhoïde. État de profonde stupeur; répond à peine aux questions. Pas de diarrhée ; 2 ou 3 selles molles par jour. Pas de taches; rate un peu grosse. Congestion pulmonaire. T. 39.2. P. 98.

L'urine offre absolument les caractères d'une urine brightique : mousseuse, louche, épaisse, elle contient beaucoup d'albumine et de matières extractives incomplétement comburées. Elle est très-peu abondante; 100 rg. par 24 heures.

1er novembre. — Les réponses sont lentes; les perceptions sont obtuses. Depuis 12 heures, le malade n'a pas rendu une goutte d'urine.

2 novembre. — L'état semi-comateux observé hier persistant toujours, on craint l'apparition d'accidents urémiques, surtout en présence de ce fait que le malade n'a pas uriné depuis 24 heures.

Hier matin, après la visite, il a rendu 80 grammes d'urine très-albumineuse. On administre 1 gramme d'extrait aqueux de Jaborandi incorporé dans un julep gommeux de 125 grammes ; cette potion est donnée à doses fractionnées, une cuillerée à bouche toutes les heures.

La première cuillerée est prise à 9 heures du matin. Vers midi, moiteur des plus légères; à 3 heures, la moiteur a un peu augmenté; elle ne cesse qu'à 7 heures du soir ; en même temps, le malade ressent un bien-être tout particulier. Aucune trace de salivation.

3 novembre. — Depuis hier matin 10 heures jusqu'à la même heure de ce jour, le malade a rendu 600 grammes d'urine. Il se trouve beaucoup mieux. Les réponses sont moins lentes et plus faciles. T. 39.6.

4. — Apparition des taches lenticulaires. Un peu de diarrhée, rate très-grosse, etc. — Urine 750.

20. — Sort guéri, rendant en moyenne 1,300 à 1,500 grammes d'urine par jour.

L'augmentation de la quantité d'urine pendant l'action du Jaborandi à doses fractionnées, a été, dans les 4 observations, de 300ᶜᶜ à 400ᶜᶜ, 520ᶜᶜ, et 620ᶜᶜ. — Cette propriété curieuse du médicament, étayée jusqu'à présent sur un nombre restreint d'observations, n'est encore que probable ; nous ne l'avons signalée que pour attirer de ce côté l'attention des observateurs.

### III. — EFFETS SUR LA DENSITÉ DE L'URINE.

La densité de l'urine augmente de quelques millièmes pendant l'action du Jaborandi, puis, le lendemain, revient à la normale. La moyenne de 27 densités nous a donné les chiffres suivants :

Avant l'action du Jaborandi, densité..... 1015ᶜᶜ

Pendant...................... 1016ᶜᶜ

Après ...................... 1015ᶜᶜ

L'augmentation est souvent plus accentuée, mais cependant, nous ne l'avons jamais vu dépasser 4 millièmes : dans un tiers des cas, la densité est restée stationnaire.

Cette augmentation légère de la densité est en rapport, d'une part, avec la diminution de la quantité d'urine ; d'autre part, avec la différence qui existe entre la somme des principes solides contenus dans celle-ci et la quantité de ces matériaux que renferment la salive et la sueur sécrétées sous l'influence du Jaborandi. Ces deux sécrétions éliminent plus d'eau que le rein n'en aurait séparé du sang dans le même espace de temps, mais comme elles sont beaucoup moins riches que l'urine en principes solides, la compensation n'existe pas pour ceux-ci, et la petite quantité de produits désassimilés que la salive et la sueur ne peuvent entraîner, s'en va par l'urine, dont elle augmente quelque peu la concentration et par suite la densité.

**Tableau n° 6.** — *Influence du Jaborandi sur la quantité d'urée excrétée.*

| NUMÉROS. | DÉSIGNATION DES MALADIES. | QUANTITÉS D'URINE ET D'URÉE | | | | | | | | | OBSERVATIONS. |
|---|---|---|---|---|---|---|---|---|---|---|---|
| | | AVANT | | | PENDANT | | | APRÈS | | | |
| | | quant. d'urine. | urée par litre. | urée dans quantité rendue | quant. d'urine. | urée par litre. | urée dans quantité rendue | quant. d'urine. | urée par litre. | urée dans quantité rendue | |
| 1 | Rhumat. art. aigu... | 528 | 38. » | 20.60 | 520 | 42.70 | 22.18 | 540 | 38.40 | 20.57 | Sudation très-considérable. |
| 2 | Id. | 520 | 27.50 | 14.30 | 412 | 22.40 | 9.90 | 550 | 33.33 | 18.31 | — Id. |
| 3 | Id. | 840 | 24.90 | 20.92 | 400 | 23.40 | 9.36 | 800 | » | » | — considérable. |
| 4 | Id. | 500 | 30.40 | 15.20 | 500 | 30.90 | 15.45 | 500 | » | » | — Id. |
| 5 | Id. | 600 | 30. » | 18. » | 900 | 19.20 | 17.28 | 750 | » | » | — Id. |
| 6 | Id. | 900 | 19.20 | 17.28 | 750 | 13.40 | 10.50 | 1000 | » | » | — faible. |
| 7 | Id. | 800 | 34.50 | 31.05 | 1230 | 34.20 | 42.60 | 600 | » | » | — considérable. |
| 8 | Id. | 1000 | 46. » | 46. » | 700 | 46.70 | 32.69 | 600 | » | » | — très-considérable. |
| 9 | Id. | 900 | 33.40 | 29.79 | 500 | 38.70 | 19.35 | 850 | » | » | — moyenne. |
| 10 | Id. | 1422 | 28.08 | 40.95 | 932 | 31.21 | 29.08 | 1075 | 27.53 | 29.59 | — considérable. |
| 11 | Id. | 1075 | 27.53 | 29.59 | 792 | 33.39 | 26.44 | 1120 | 28.87 | 32.33 | — moyenne. |
| 12 | Rhumatisme muscul. | 740 | 12.97 | 9.60 | 510 | 15.28 | 7.79 | 670 | 9.83 | 6.58 | — faible. |
| 13 | Id. | 500 | 16.17 | 9.54 | 924 | 9.77 | 9.02 | 544 | 10.10 | 5.49 | — Id. |
| 14 | Maladie de Bright... | 1200 | 11.24 | 13.48 | 1000 | 11.43 | 11.43 | 1590 | 10.11 | 16.07 | — très-considérable. |
| 15 | Id. | 1330 | 10.85 | 14.43 | 1000 | 11.65 | 11.65 | 1370 | 10.31 | 14.12 | — faible. |
| 16 | Id. | 1370 | 10.31 | 14.12 | 770 | 12.10 | 9.31 | 1470 | 10.20 | 15.12 | — très-considérable. |
| 17 | Id. | 1330 | 12.29 | 16.34 | 950 | 13.15 | 12.59 | 1220 | 12.45 | 16.62 | — moyenne. |
| 18 | Id. | 1200 | 13.94 | 16.72 | 1180 | 13.20 | 15.57 | 1415 | 13.03 | 18.43 | — faible. |
| 19 | Id. | 1150 | 13.57 | 15.60 | 790 | 15.04 | 11.85 | 1298 | 12.76 | 16.56 | — très-considérable. |
| 20 | Id. | 1314 | 12.63 | 16.59 | 914 | 14.95 | 13.66 | 1220 | 10.22 | 12.46 | — faible. |
| 21 | Id. | 1217 | 11.26 | 13.70 | 690 | 13.39 | 9.23 | 1520 | 10.88 | 16.53 | — très-considérable. |
| 22 | Id. | 970 | 10.25 | 9.94 | 872 | 10.64 | 9.27 | 1000 | 10.82 | 10.82 | — faible. |
| 23 | Id. | 1054 | 11.65 | 12.27 | 602 | 11.05 | 6.65 | 1014 | 11.70 | 11.86 | — moyenne. |
| 24 | Alcoolis. aigu (convalescent)....... | 1420 | 7.91 | 11.23 | 932 | 9.52 | 8.87 | 1130 | 8.93 | 10.09 | — très-considérable. |

### IV. — EFFETS SUR LA QUANTITÉ D'URÉE.

L'urée a été dosée dans 13 cas d'affections non fébriles et dans 11 observations d'affections fébriles (rhumatisme articulaire aigu). Les résultats de ces dosages sont condensés dans le tableau n° 6.

A) AFFECTIONS NON FÉBRILES.— Ainsi que nous l'avons fait pour la quantité d'urine, nous étudierons les variations de l'urée et des autres éléments de l'urine, avant, pendant et après l'action du Jaborandi, en comparant les quantités d'urée contenues dans l'urine par litre avec celles qui ont été rendues en 24 heures.

*Pendant l'action* du Jaborandi, nous avons vu l'urée de 24 heures *diminuer* dans toutes les observations, mais de quantités très-variables, depuis $0^{gr}54$ jusqu'à $5^{gr}62$. La moyenne générale donne $2^{gr}82$ de diminution, soit 21,1 pour 100.

Avant le Jaborandi, urée dans les 24 heures. $\quad 13^{gr}35$
Pendant    —          —   ...... $\quad 10\ 53$
         Différence (diminution...., $\quad \overline{2^{gr}82} = 21,1\ 0/0.$

Si l'urée diminue dans les 24 heures, pendant qu'agit le Jaborandi, elle augmente, au contraire, *par litre* d'urine.

Le tableau n° 6 constate 10 cas d'augmentation et 3 cas de diminution. La moyenne donne $0^{gr}55$ d'augmentation, soit 4,6 0/0.

Pendant le Jaborandi, urée par litre d'urine.. $\quad 12^{gr}47$
Avant     —           —   ...... $\quad 11\ 92$
         Différence (augmentation).... $\quad \overline{0^{gr}55} = 4,6\ 0/0$

Le lendemain du jour où le médicament a été administré, l'urée des 24 heures subit d'assez grandes oscillations; nous l'avons trouvée augmentée 7 fois et diminuée 6 fois sur le chiffre du début. La moyenne accuse une diminution très-légère ($0^{gr}22$) dont il ne faut tenir que peu de compte, car elle est au-dessous des limites d'erreur que comporte le dosage de l'urée.

Avant le Jaborandi, urée dans les 24 heures. $\quad 13^{gr}35$
Après     —            —   ........ $\quad 13\ 13$
         Différence (diminution)..... $\quad \overline{0^{gr}22} = 2,4\ 0/0.$

Cette minime diminution équivaut presque à un retour à l'état antérieur. Mais si l'on évalue l'urée *par litre*, on remarque un déficit plus notable, dont la moyenne est de $1^{gr}07$. .

Avant le Jaborandi, urée par litre.........., ..... 11$^{gr}$92
Après — — ........... 10 85
Différence (diminution)...... 1$^{gr}$07 = 8,9 0/0.

Avant de chercher à tirer une conclusion de tous ces faits, étudions la façon dont ces résultats généraux sont influencés par le degré plus ou moins élevé de la sudation. Celle-ci a été très-abondante dans 5 cas, et relativement faible dans 8 observations.

*Influence d'une sudation très-considérable.* — La diminution de l'urée des 24 heures, pendant une sudation très-forte, atteint 3$^{gr}$ 48, soit 25,5 pour 100.

Avant le Jaborandi, urée de 24 heures. Sudation forte............................ 13$^{gr}$62
Pendant le Jaborandi, urée de 24 heures. Sudation forte............................ 10 14
Différence (diminution).... 3$^{gr}$48 = 25,5 0/0.

D'autre part, l'augmentation de l'urée *par litre*, est, elle aussi, beaucoup plus marquée ; elle s'élève à 1$^{gr}$44, soit 13,2 pour 100.

Pendant le Jaborandi, urée par litre. Sudation abondante............................ 12$^{gr}$29
Avant le Jaborandi, urée par litre. Sudation abondante............................ 10 85
Différence (augmentation).. 1$^{gr}$44 = 13,2 0/0.

*Après le Jaborandi,* l'urée des 24 heures qui revenait sensiblement à l'état normal dans le total des cas, augmente ici sur le chiffre du début. Cette augmentation constatée dans 4 cas sur 5, atteint, en moyenne, 1$^{gr}$25, soit 9,1 0/0.

Après le Jaborandi, urée des 24 heures. Sudation forte............................ 14$^{gr}$87
Avant le Jaborandi, urée des 24 heures. Sudation forte............................ 13 62
Différence (augmentation)... 1$^{gr}$25 = 9,1 0/0.

*Par litre,* nous obtenons, au contraire, une très-légère tendance à la diminution (0$^{gr}$26). Ce chiffre est également hors des limites d'erreurs possibles.

Avant le Jaborandi, urée par litre. Sudation forte............................ 10$^{gr}$85
Après le Jaborandi, urée par litre. Sudation forte............................ 10 59
Différence (diminution).... 0$^{gr}$26 = 2,3 0/0.

*Influence d'une sudation plus faible.* — Pendant une sudation peu abondante, la diminution de l'urée des 24 heures, a été, en moyenne de 2$^{gr}$32, soit, 17,9 0/0.

Avant le Jaborandi, urée des 24 heures. Sudation faible...........................  13$^{gr}$17

Pendant le Jaborandi, urée des 24 heures. Sudation faible........................  10 80

Différence (diminution).....    2$^{gr}$37 = 17,9 0/0.

*Par litre*, l'urée n'a pas varié ; le calcul donne une différence en moins de 0$^{gr}$13, soit 1 pour 100.

Avant le Jaborandi, urée par litre. Sudation faible...................................  12$^{gr}$59

Pendant le Jaborandi, urée par litre. Sudation faible...............................  12 46

Différence (diminution)....    0$^{gr}$13 = 1 0/0.

*Après le Jaborandi*, l'urée des 24 heures, au lieu d'augmenter, a notablement baissé sur le chiffre du début : la différence en moins est de 1$^{gr}$12, soit 8,5 pour 100.

Avant le Jaborandi, urée des 24 heures. Sudation faible............................  13$^{gr}$17

Après le Jaborandi, urée des 24 heures. Sudation faible...........................  12 05

Différence (diminution)....    1$^{gr}$12 = 8,5 0/0.

*Par litre*, la diminution est aussi accentuée ; elle s'élève à 1$^{gr}$57.

Avant le Jaborandi, urée par litre. Sudation faible....  12$^{gr}$59

Après —      —      —    ....  11 02

Différence (diminution)......  1$^{gr}$57

De la comparaison des faits que nous venons d'annoncer, on peut déduire les *résultats suivants :*

1° L'urée de 24 heures diminue en moyenne de 2 gr. 82 ou 21,1 0/0 *pendant l'action* du Jaborandi. Quand la sudation a été très-considérable, cette diminution atteint 3 gr. 48 ou 25,5 0/0 ; elle descend à 2 gr. 37 ou 17,9 0/0, si la sudation a été faible. La diminution de l'urine et de la quantité d'urée sont donc en rapport direct avec l'intensité de la sudation, c'est-à-dire avec un des deux principaux effets du Jaborandi, et dans un grand nombre de cas, peuvent servir à juger de l'action plus ou moins énergique du médicament ;

2° *Après l'action* du Jaborandi, l'urée des 24 heures revient à peu près au chiffre antérieur ; mais quand la sudation a été très-abondante ce chiffre est dépassé, et l'urée augmente de 9,1 0,0. Cette augmentation est en rapport avec la sécheresse de la bouche et de la peau qui survient quand les effets du Jaborandi ont été très-intenses. Dans ce cas, l'urine doit éliminer en plus l'urée qui s'échappe normalement par la salive et la sueur. La plus grande activité de la désassimilation après le Jaborandi doit aussi entrer en ligne de compte pour expliquer cet excès d'urée. Si la sudation a été faible, l'urée est au contraire de 8,5 0/0 au-dessous du chiffre du début ;

3° Si l'on compare maintenant les variations simultanées de l'urine et de l'urée des 24 heures, on remarque qu'elles viennent à l'appui de l'opinion que nous avons émise plus haut sur l'augmentation de la densité de l'urine pendant l'action du Jaborandi. Nous prendrons pour termes de comparaison les variations de l'urine dans les seuls cas où nous avons dosé l'urée :

Urine avant    l'action du Jaborandi............. 1145cc
  — pendant    —         —     ............. 856
  — après      —         —     ............. 1189

L'urine a donc diminué d'abord de 289 centimètres cubes, soit 25,2 0/0 ; elle a augmenté ensuite de 44 centimètres cubes, soit 3,8 0/0.

Puisque la quantité d'urine a diminué de 25,2 0/0, l'urée aurait dû diminuer aussi dans la même proportion : or, le calcul nous a appris qu'elle n'avait baissé que de 21,1 0/0. L'urée diminue moins que la quantité d'urine ; il n'y a donc pas un rapport exact entre les quantités dont l'urine et l'urée se sont abaissées, et l'explication de ce défaut de concordance se trouve dans la concentration plus grande de l'urine rendue pendant l'action du médicament.

Cette augmentation de concentration, très-appréciable quand on évalue l'urée par litre d'urine, s'élève à 4-6 0/0, ce qui correspond évidemment, sauf les erreurs de dosage, à la différence qui existe entre 25,2 0/0 chiffre dont l'urine diminue, et 21,1 chiffre dont l'urée s'abaisse, soit 4,1 0/0. L'urée diminue donc de 4,1 0/0 de moins que la quantité d'urine, parce que la richesse de ce liquide en urée augmente d'un chiffre équivalent.

Le calcul que nous venons de développer peut s'appliquer aux diverses variations d'urée que nous avons successivement énumérées.

Les défauts de coïncidence, qui, dans le cas pris pour exemple, s'élèvent à 0,5 0/0 sont quelquefois plus considérables (de 1 à 4 0/0) ; mais ceci tient à deux causes : d'abord la difficulté de recueillir, à quelques centimètres cubes près, toute l'urine émise dans les 24 heures; ensuite les erreurs imputables à tous les procédés employés pour le dosage de l'urée ;

4° L'urée de 24 heures a diminué de 21,1 0/0 dans les actions d'intensité moyenne, de 25,5 0/0 dans les grandes sudations ; de 17,9 0/0 dans les sudations faibles : ces abaissements sont-ils exclusivement la conséquence d'une *diminution dans les combustions intra-organiques qui produisent l'urée*, ou ces dernières interviennent-elles seulement pour une part dans la production de ceux-ci? Pour résoudre la question, il faut chercher si l'on ne retrouve pas dans d'autres sécrétions, tout ou partie de la différence en urée ; or, nous avons constaté une augmentation légère de ce principe dans la salive et la sueur, de sorte que s'il était possible d'évaluer les quantités de sueur éliminées pendant les sudations faible, moyenne, forte, on arriverait à des résultats d'une grande exactitude ; mais cette évaluation est très-difficile et les chiffres que nous donnons ci-après, entachés de cette cause d'erreur, ne sont que des approximations.

On peut estimer, en moyenne, à 300, 500 et 750 centimètres cubes les quantités de salive rendues dans les actions d'intensité faible, moyenne ou considérable. La sueur dans les mêmes conditions peut-être très-approximativement évaluée à 250, 400 et 600 centimètres cubes ; en admettant (voir *Journal de Thérapeutique*, t. I, pages 934 et 940) que l'urée augmente dans la salive de $0^{gr}26$ et dans la sueur de $2^{gr}27$ par litre, on trouve que ces deux sécrétions ont entraîné un excès d'urée de :

1) Urée de la salive $0^{gr}08$
   —    —   sueur $0^{gr}57$ $= 0^{gr}65$ dans les sudations faibles.

2) —   —   salive $0^{gr}13$
   —    —   sueur $0^{gr}80$ $= 0^{gr}93$ dans les sudations moyennes.

3) —   —   salive $0^{gr}19$
   —    —   sueur $1^{gr}36$ $= 1^{gr}55$ dans les sudations fortes.

Ces chiffres, convertis en centièmes en comparaison avec ceux qui expriment les diminutions de l'urée pendant l'action du Jaborandi, donnent (1) :

4,9 0/0 dans le premier cas
6,9 0/0 — deuxième cas
11,3 0/0 — troisième cas.

---

(1) Voici comment sont obtenues ces réductions en centièmes : la diminution de l'urée (2 gr. 37) est au chiffre de l'urée avant le Jaborandi (13,17) comme 17,9 est à 100. Dans les sudations moyennes, la diminution de l'urée (2,82) est au chiffre antérieur (13 gr. 35) comme 21,1 est à 100, et ainsi de suite.

En retranchant ces nombres de ceux qui représentent les pertes en urée, soit 17,9, 21,1 et 25,5 0/0, on obtient :

### 1° *Sudation faible*

L'urée a diminué dans l'urine de............ $2^{gr}37 = 17,9$ 0/0
    — augmente — la salive et la sueur de $0\ 65 = 4,9$ —
La perte véritable en urée est donc dans les
    24 heures de....................... $1^{gr}72 = 13,0$ 0/0

### 2° *Sudation moyenne*

L'urée a diminué dans l'urine de.............. $2^{gr}82 = 21,1$ 0/0
    — augmente — la salive et la sueur de $0\ 93 = 6,9$ —
La perte véritable en urée est donc dans les
    24 heures de...................... $1^{gr}89 = 14,2$ 0/0

### 3° *Sudation forte*

L'urée a diminué dans l'urine de.............. $3^{gr}48 = 25,5$ 0/0
    — augmente — la salive et la sueur de $1\ 55 = 11,3$ —
La perte véritable en urée est donc dans les
    24 heures de...................... $1^{gr}83 = 14,2$ 0/0

Dans une action normale du Jaborandi, il est peu probable que de l'urée soit éliminée, en quantité appréciable, par une autre voie que la salive et la sueur ; nous sommes donc en présence d'une diminution absolue de l'urée qui doit probablement correspondre à un très-léger abaissement dans les combustions organiques (1). La chute de la température après la sudation, reconnaît donc deux facteurs : l'un très-considérable, l'évaporation ; l'autre, d'une importance secondaire, la diminution des phénomènes de combustion.

La *constance* remarquable de la perte réelle en urée, quelque énergiques qu'aient été les hypercrinies, prouve que ce très-faible abaissement du taux des combustions, sous l'influence du Jaborandi, n'est nullement en rapport avec l'intensité des sécrétions que celui-ci détermine ; si, relativement, l'urée diminue davantage dans l'urine, pendant une sudation abondante, c'est uniquement parce que la sueur a éliminé une petite proportion de l'urée qui devait être séparée par le rein ; dans une sudation faible, l'urée diminue moins, mais la sueur augmente moins aussi, ce qui établit une compensation avec le cas précédent.

(1) Dans notre première communication faite à la Société de thérapeutique, en novembre 1874, nous n'admettions pas encore comme prouvée cette minime diminution de l'urée sécrétée dans les 24 heures. Des études ultérieures ont, comme on le voit, changé quelque peu notre opinion sur ce point.

B. Affections fébriles. — Nous avons choisi comme type le rhumatisme articulaire aigu et nous avons dosé l'urée dans 11 observations (tableau n° 6).

*Pendant la sudation*, l'urée des 24 heures a diminué 9 fois et augmenté 3 fois : les diminutions ont varié de 0$^{gr}$62 à 11$^{gr}$88; les augmentations ont été 0$^{gr}$25, 0$^{gr}$75 et 11$^{gr}$55. La moyenne générale donne une diminution de 5$^{gr}$42, soit 21 0/0.

| | | |
|---|---|---|
| Avant le Jaborandi, urée de 24 heures........ | | 25$^{gr}$78 |
| Pendant le Jaborandi — | ........ | 20 36 |
| Différence (diminution)........ | | 5$^{gr}$42 = 21 0/0 |

*Par litre*, l'urée a diminué 5 fois et augmenté 6 fois. La moyenne peut être considérée comme un retour au chiffre du début, puisqu'elle accuse une diminution de 0$^{gr}$27, c'est-à-dire moins de 1 0/0.

| | | |
|---|---|---|
| Avant le Jaborandi, urée par litre............ | | 30$^{gr}$83 |
| Pendant — — | ............ | 30 56 |
| Différence (diminution)........ | | 0$^{gr}$27 = 0,8 0/0 |

Le *lendemain de la sudation*, les quatre cas que nous avons suivis présentent de telles différences que leur moyenne ne peut pas fournir les bases d'un calcul exact; aussi réserverons-nous cette question.

L'urée des 24 heures, dans les affections fébriles, diminue donc de 21 0/0, chiffre identique à celui dont l'urée a baissé dans la moyenne des affections non fébriles; par litre, la quantité ne diminue pas sensiblement.

Mais nous ne retrouvons qu'imparfaitement ici, entre les abaissements de l'urine et de l'urée, les rapports que nous avons indiqués tout à l'heure pour les états non fébriles. L'urine avant le Jaborandi s'est élevée en moyenne, dans nos 11 cas, à 825 centimètres cubes; elle s'est abaissée, pendant la sudation, à 696; la perte est de 109 centimètres cubes ou 15,6 0/0; donc l'urine s'abaissant de 15,8 0/0, l'urée devrait diminuer d'une égale quantité; or, elle s'abaisse de de 21 0/0 et cette augmentation de 5,4 0/0 n'est pas compensée par une diminution équivalente de l'urée évaluée par litre, c'est-à-dire par une moindre concentration de l'urine. Ceci tient encore, croyons-nous, à de légères erreurs dans l'appréciation de la quantité d'urine émise en 24 heures.

Quant aux combustions organiques dont l'urée est le résultat, elles paraissent aussi avoir été quelque peu diminuées dans les affections fébriles sous l'influence du Jaborandi. La quantité moyenne de salive rendue a été de 500 centimètres cubes. Nous évaluons la sueur à 600 centimètres cubes ; ces deux sécrétions ont éliminé $1^{gr}49$ d'urée, soit 5,7 0/0.

500 centimètres cubes de salive contenant en excès.................................... $0^{gr}13$ d'urée.

500 centimètres cubes de sueur contenant en excès ....,............................ 1 36 —

Urée éliminée par la salive et la sueur. $\overline{1^{gr}49} = 5,7\ 0/0$

La diminution réelle de l'urée des 24 heures, conséquence de l'abaissement des combustions organiques, est donc de 12 0/0 — 5,7 0/0 = 15,3, chiffre sensiblement égal à celui que nous avons obtenu pour les affections non fébriles.

## V. — EFFETS SUR LA QUANTITÉ D'ACIDE URIQUE.

L'acide urique a été dosé dans 19 expériences ; 13 ont rapport à des affections non fébriles et 6 à une affection fébrile (rhumatisme articulaire aigu). Le tableau n° 7 renferme les chiffres obtenus.

**Tableau n° 7.** — *Influence du Jaborandi sur la quantité d'acide urique excrétée.*

| NUMÉROS. | DÉSIGNATION DES MALADIES. | QUANTITÉ D'ACIDE URIQUE RENDU | | | | | | OBSERVATIONS. |
|---|---|---|---|---|---|---|---|---|
| | | AVANT | | PENDANT | | APRÈS | | |
| | | par litre. | dans la quantité rendue. | par litre. | dans la quantité rendue. | par litre. | dans la quantité rendue. | |
| 1 | Maladie de Bright....... | 0.450 | 0.540 | 0.490 | 0.490 | 0.370 | 0.588 | Sudation abondante. |
| 2 | Id. | 0.600 | 0.798 | 0.420 | 0.420 | 0.450 | 0.616 | Id. faible. |
| 3 | Id. | 0.450 | 0.616 | 0.738 | 0.568 | 0.450 | 0.661 | Id. abondante. |
| 4 | Id. | 0.500 | 0.635 | 0.510 | 0.484 | 0.400 | 0.488 | Id. faible. |
| 5 | Id. | 0.600 | 0.720 | 0.600 | 0.708 | 0.500 | 0.707 | Id. faible. |
| 6 | Id. | 0.400 | 0.450 | 0.700 | 0.553 | 0.450 | 0.553 | Id. abondante. |
| 7 | Id. | 0.500 | 0.657 | 0.500 | 0.457 | 0.550 | 0.671 | Id. faible. |
| 8 | Id. | 0.400 | 0.436 | 0.400 | 0.276 | 0 550 | 0.836 | Id. abondante. |
| 9 | Id. | 0.600 | 0.532 | 0.850 | 0.741 | 0.500 | 0.500 | Id. faible. |
| 10 | Id. | 0.650 | 0.635 | 0.900 | 0.544 | 0.700 | 0.709 | Id. faible. |
| 11 | Rhumatisme art. aigu... | 1.300 | 0.636 | 3.100 | 1.550 | 1.500 | 0.700 | Id. abondante. |
| 12 | Id. | 1.200 | 0.624 | 2.450 | 1.070 | » | » | Id. |
| 13 | Id. | 1 » | 0.840 | 2.800 | 1.120 | » | » | Id. |
| 14 | Id. | 2.900 | 1.450 | 0.550 | 0.270 | » | » | Id. |
| 15 | Id. | 2.150 | 3.050 | 2.500 | 2.330 | 2.450 | 2.630 | Id. |
| 16 | Id. | 2.450 | 2.630 | 2.200 | 1.740 | 1.350 | 1.510 | Id. |
| 17 | Rhumatisme musculaire.. | 0.900 | 0.636 | 1.200 | 0.612 | 0.650 | 0.435 | Id. faible. |
| 18 | Id. | 2.700 | 1.593 | 2 » | 1.848 | 1.200 | 0.632 | Id. faible. |
| 19 | État normal............ | 0.550 | 0.731 | 0.600 | 0.559 | 0.700 | 0.791 | Id. abondante. |

A) AFFECTIONS NON FÉBRILES. — Pendant les effets du Jaborandi, l'acide urique sécrété dans les 24 heures a diminué 10 fois et a augmenté 3 fois. Les diminutions ont varié de 0gr016 et 0gr048 à 0gr210 et 0gr378; les augmentations ont été de 0gr093, 0gr159 et 0gr255. La moyenne s'est chiffrée par 0gr077, soit 10,8 pour 100.

Avant le Jaborandi. Acide urique des 24 heures    0gr711
Pendant   —             —     ...... 0 634
                      Diminution.......... 0gr077 = 10,8 0/0

*Par litre*, au contraire, l'acide urique a augmenté 8 fois, a diminué 2 fois, est resté stationnaire 3 fois. La moyenne accuse une augmentation de 0gr046, soit 6 0/0.

Pendant le Jaborandi. Acide urique par litre..    0gr761
Avant     —            —     ..... 0 715
                      Augmentation....... 0gr046 = 6 0/0

Dans les 24 heures qui ont suivi l'action du médicament, l'acide urique a augmenté 8 fois sur le chiffre du début et a diminué 6 fois. En somme, il y a eu une diminution moyenne de 0gr 81, soit 11,3 0/0.

Avant le Jaborandi. Acide urique des 24 heures................................ 0gr711 .
Après le Jaborandi. Acide urique des 24 heures................................ 0 630
                      Diminution......... 0gr081 = 11,3 0/0

Par *litre*, le déficit est plus considérable; il s'est élevé à 0gr 141, soit 19,7 0/0.

Avant le Jaborandi. Acide urique par litre...    0gr715
Après   —          —         —     ... 0 574
                      Diminution......... 0gr141 = 19,7 0/0

Ces résultats moyens varient suivant l'intensité de la sudation.

*Sudation considérable.* — *Pendant* les effets du Jaborandi, la diminution des 24 heures s'est élevée à 0gr087, soit 15,1 0/0.

Avant le Jaborandi. Sudation forte. Acide urique des 24 heures.................... 0gr576
Pendant le Jaborandi. Sudation forte. Acide urique des 24 heures.................... 0gr489
                      Diminution......... 0gr087 = 15,1 0/0

Par *litre*, l'augmentation a été de 0gr135, soit 25 0/0.

Pendant le Jaborandi. Sudation forte. Acide urique par litre........................ 0gr585

Avant le Jaborandi. Sudation forte. Acide
urique par litre........................... 0 450

Augmentation ...... $0^{gr}135 = 25\ 0/0$

*Après* le Jaborandi, il y a eu sur le chiffre du début augmentation
de $0^{gr}109$, soit 17,1 0/0.

Après le Jaborandi. Sudation forte. Acide
urique des 24 heures.................... $0^{gr}685$

Avant le Jaborandi. Sudation forte. Acide
urique des 24 heures.................,... 0 576

Augmentation........ $0^{gr}109 = 17,1\ 0/0$

Par *litre* l'augmentation a été de 0,054, soit 12 0/0.

Après le Jaborandi. Sudation forte. Acide
urique par litre........................,. $0^{gr}504$
Avant le Jaborandi. Sudation forte. Acide
urique par litre.......................... 0 450

Augmentation ,...... $0^{gr}054 = 12\ 0/0$

*Sudation faible.* — *Pendant* les effets du Jaborandi, la diminution
de l'acide urique des 24 heures a atteint $0^{gr}069$, soit 8,6 0/0. Par
litre, elle a été de $0^{gr}009$, soit 0,01 0/0 = retour à l'état antérieur.

Avant le Jaborandi. Sudation faible. Acide
urique des 24 heures................,....,.... $0^{gr}795$
Pendant le Jaborandi. Sudation faible. Acide
urique des 24 heures.................,........ 0 726

Diminution......... $0^{gr}069 = 8,6\ 0/0$

Avant le Jaborandi. Sudation faible. Acide
urique par litre......................... $0^{gr}881$
Pendant le Jaborandi. Sudation faible. Acide
urique par litre......................... 0 872

Diminution......... $0^{gr}009 = 0,01\ 0/0$

*Après* le Jaborandi, l'acide urique a diminué dans les 24 heures
de 0 gr. 198 soit 24,9 0/0 et par litre de 0 gr. 263 soit 32,8 0/0.

Avant le Jaborandi. Sudation faible. Acide
urique des 24 heures ................. $0^{gr}795$
Après le Jaborandi. Sudation faible. Acide
urique des 24 heures ................. 0 597

Diminution................ $0^{gr}198 = 24,9\ 0/0$

Avant le Jaborandi. Sudation faible. Acide
  urique par litre........................ 0$^{gr}$881
Après le Jaborandi. Sudation faible. Acide
  urique par litre ...................... 0 618
                Diminution..............,.... 0$^{gr}$263 = 32,8 0/0

*En résumé*, pendant la sudation, l'acide urique des 24 heures diminue de 10,8 0/0 ; cet abaissement s'élève à 15,1 0/0 dans les sudations fortes et descend à 8,6 0/0 dans les sudations faibles.

Après la sudation, l'acide urique diminue encore sur le taux de début : l'écart est de 11,3 0/0. Mais cette quantité ne peut servir de moyenne générale, à cause des différences énormes qui se présentent en rapport avec l'intensité de la sudation ; quand l'hypercrinie sudorale a été très-abondante, il y a eu une augmentation de l'acide urique, s'élevant à 17 0/0 ; quand, au contraire, la sueur à été peu marquée, il y a eu diminution de 24 0/0.

B) AFFECTIONS FÉBRILES. — Le rhumatisme articulaire aigu étant pris comme exemple, nous avons dosé l'acide urique dans 6 observations.

*Pendant* la sudation, l'acide urique a diminué dans les 24 heures de 0 gr. 194, soit 12,5 0/0.

Avant le Jaborandi. Acide urique des 24 heures    1$^{gr}$540
Pendant     —          —          —          1 346
                Diminution................ 0$^{gr}$194 = 12,5 0/0

Par *litre* l'augmentation a été de 0 gr. 436, soit 23,8 0/0.

Pendant le Jaborandi. Acide urique par litre    2$^{gr}$266
Avant        —          —          —          1 830
                Augmentation.............. 0$^{gr}$436 = 23,8 0/0

*Après* l'action du Jaborandi, l'acide urique n'a été dosé que dans 3 observations. Sans entrer dans le détail des calculs, voici les résultats : dans ces observations, l'acide urique, pendant l'action du médicament a diminué dans les 24 heures de 0 gr. 249 sur 2 gr. 122, soit 11,7 0/0. L'abaissement s'est prononcé davantage encore après la sudation, il est arrivé à 0 gr. 512, soit 24,1 0/0.

Dans les affections s'accompagnant ou non de fièvre, le Jaborandi *diminue* donc la quantité d'acide urique éliminé par les urines ; et, sauf le cas d'une sudation considérable, où nous avons trouvé une augmentation, cette diminution persiste encore le lendemain de la sudation ; on peut en induire que, dans ces circonstances, la formation intra-organique de l'acide urique est diminuée dans les mêmes proportions que son élimination par l'urine (1).

### VI. — EFFETS SUR LA QUANTITÉ DES CHLORURES.

Le chlore a été dosé dans 13 expériences : 8 se rapportent à une affection non fébrile (maladie de Bright) et 5 à une affection fébrile (rhumatisme articulaire aigu). Les résultats évalués en chlorure de sodium sont consignés dans le tableau n° 8.

**Tableau n° 8.** — *Influence du Jaborandi sur la quantité de chlorures excrétés.*

| NUMÉROS. | DÉSIGNATION DES CAS. | QUANTITÉ DE CHLORURES EXCRÉTÉS | | | | | | OBSERVATIONS. |
|---|---|---|---|---|---|---|---|---|
| | | AVANT | | PENDANT | | APRÈS | | |
| | | par litre. | dans quantité rendue. | par litre. | dans quantité rendue. | par litre. | dans quantité rendue. | |
| 1 | Rhumatisme art. aigu., | 11.07 | 5.84 | 8.64 | 4.49 | 7.20 | 3.88 | Sudation abondante. |
| 2 | Id. | 3.73 | 1.93 | 7.47 | 3.30 | 3.90 | 2.14 | Id.   Id. |
| 3 | Id. | 5.80 | 4.87 | 6.30 | 2.52 | » | » | Id.   Id. |
| 4 | Id. | 6.70 | 3.35 | 7.80 | 3.90 | » | » | Id.   Id. |
| 5 | Id. | 8,55 | 12.15 | 8.60 | 9.01 | » | » | Id.   faible. |
| 6 | Maladie de Bright..,,... | 6.90 | 7.44 | 6.79 | 6.79 | 6.52 | 10.37 | Id.   abondante. |
| 7 | Id. | 5,85 | 7.78 | 5.67 | 5.67 | 6.07 | 8.32 | Id.   faible. |
| 8 | Id. | 6.07 | 8.32 | 6.18 | 4.75 | 7.33 | 10,77 | Id.   abondante. |
| 9 | Id. | 6,39 | 8.49 | 6.19 | 5.88 | 6.09 | 7.56 | Id.   faible. |
| 10 | Id. | 5.67 | 6.80 | 5.70 | 6.72 | 6.48 | 9.16 | Id.   Id. |
| 11 | Id. | 6,34 | 7.29 | 5.67 | 4.48 | 6,21 | 8.06 | Id.   abondante. |
| 12 | Id. | 7.33 | 9.63 | 7.15 | 6.53 | 6.44 | 7.85 | Id.   faible. |
| 13 | Id. | 6.84 | 8.32 | 6.48 | 4.47 | 6.70 | 10.18 | Id.   abondante. |

A) AFFECTIONS NON FÉBRILES. — *Pendant* la sudation, les chlorures ont diminué de 2 gr. 34, soit 29,2 0/0.

Avant le Jaborandi. Chlorures des 24 heures    $8^{gr}00$

Après     —     —     —    5 66

             Diminution.............. $2^{gr}34 = 29,2$ 0/0

Par *litre* la diminution a été de 0 gr. 11, soit 1,7 0/0.

Avant le Jaborandi. Chlorures par litre...... $6^{gr}34$

Pendant    —     —     —    ....... 6 23

             Diminution.............. $0^{gr}11 = 1,7$ 0/0

*Après* la sudation, les chlorures des 24 heures ont augmenté de 1 gr. 03, soit 12,8 0/0.

(1) Nous n'avons jamais recueilli assez de sueur pour pouvoir y rechercher la présence de l'acide urique ; dans la salive (2 expériences) nous n'en avons pas trouvé en quantité appréciable. Il s'agit donc là d'une diminution véritable.

Après le Jaborandi. Chlorures des 24 heures.. 9$^{gr}$03
Avant        —         —         —        .. 8 » »

                    Augmentation............ 1$^{gr}$03 = 12,8 0/0

Par *litre*, l'augmentation a été insignifiante, 0 gr. 15, soit 2,3 0/0.
Après le Jaborandi. Chlorure par litre........ 6$^{gr}$49
Avant        —         —         —      ...... 6 34

                    Augmentation ............ 0$^{gr}$15 = 2 3 00

Ces résultats moyens ont varié avec la plus ou moins grande intensité de la sudation :

*Sudation forte.*— Dans le cas de sudations considérables, les chlorures ont diminué dans les 24 heures, de 2 gr. 72, soit 34,6 0/0. Ils ont augmenté par *litre* de 0,09, soit 1,3 0/0, ce qui ne peut entrer en ligne de compte.

Avant le Jaborandi. Sudation forte. Chlorures
    des 24 heures........................... 7$^{gr}$84
Pendant le Jaborandi. Sudation forte. Chlorures
    des 24 heures........................... 5 12

            Diminution.............. 2$^{gr}$72 = 34,6 0/0

Pendant le Jaborandi. Sudation forte. Chlorures
    par litre............................... 6$^{gr}$45
Avant le Jaborandi. Sudation forte. Chlorures
    par litre............................... 6 36

            Augmentation............. 0$^{gr}$09 = 1,3 0/0

*Après* les effets du Jaborandi les chlorures ont augmenté dans les 24 heures de 2 grammes, soit 25,5 0/0. Par *litre*, ils ont subi une légère augmentation de 0 gr. 33, soit 5,1 0/0.

Après le Jaborandi. Sudation forte. Chlorures
    des 24 heures........................... 9$^{gr}$84
Avant le Jaborandi. Sudation forte. Chlorures
    des 24 heures........................... 7 84

            Augmentation............. 2$^{gr}$00 = 25,5 0/0

Après le Jaborandi. Sudation forte. Chlorures
    par litre............................... 6$^{gr}$69
Avant le Jaborandi. Sudation forte. Chlorures
    par litre............................... 6 36

            Augmentation............ 0$^{gr}$33 = 5,1 0/0

*Sudation faible.* — *Pendant* les sudations faibles, les chlorures ont baissé dans les 24 heures de 1 gr. 97, soit 24,1 0/0. Par *litre* la diminution a été de 0 gr. 13, soit 2 0/0.

Avant le Jaborandi. Sudation faible. Chlorures des 24 heures...................... $8^{gr}17$
Pendant le Jaborandi. Sudation faible. Chlorures des 24 heures ...................... 6 20
Diminution.............. $1^{gr}97 = 24,1$ 0/0

Avant le Jaborandi. Sudation faible. Chlorures par litre........................ $6^{gr}31$
Pendant le Jaborandi. Sudation faible. Chlorures par litre...................... 6 18
Diminution.............. $0^{gr}13 = 2$   0/0

Dans les 24 heures qui ont suivi le jour de la sudation, les chlorures sont revenus au taux antérieur, soit dans la quantité d'urine rendue, soit par litre. Les différences sont des plus minimes :

Après le Jaborandi. Sudation faible. Chlorures des 24 heures...................... $8^{gr}22$
Avant le Jaborandi. Sudation faible. Chlorures des 24 heures...................... 8 17
Augmentation............. $0^{gr}03 = 0,3$ 0/0

Avant le Jaborandi. Sudation faible. Chlorures par litre ...................... $6^{gr}31$
Après le Jaborandi. Sudation faible. Chlorures par litre...................... 6 27
Augmentation............. $0^{gr}03 = 0,4$ 0/0

*En résumé*, pendant les effets du Jaborandi, les chlorures évalués en chlorure de sodium ont *baissé* en moyenne de 29,2 0/0 en 24 heures ; cette diminution a atteint 34,6 0/0 quand la sudation a été forte ; elle n'a été que de 24,1 0/0 quand la sudation a été faible. Par litre, les variations ont été insignifiantes.

Après la sudation, les chlorures ont *augmenté* en moyenne de 12,8 0/0. L'augmentation s'est élevée à 25 0/0 dans les sudations fortes ; il y a eu retour au chiffre du début dans les sudations faibles.

Pour apprécier quelle a été la *diminution véritable* en chlorures, il faut retrancher du chiffre de la perte les quantités approximatives dont ceux-ci ont augmenté dans la salive et dans la sueur (1) ; nous

(1) Voyez *Journal de Thérapeutique*, t. I, p. 934 et 940.

prendrons comme base des calculs les chiffres que nous avons indiqués plus haut, à propos de l'urée.

### 1° *Sudation forte.*

Les chlorures ont diminué dans l'urine de... $2^{gr}72 = 34{,}6$ 0/0
— augmenté dans la salive et
la sueur de...................... $1\ 14 = 14{,}5$ 0/0

La perte véritable en chlorures est donc dans
les 24 heures de...................... $1^{gr}58 = 20{,}1$ 0/0

### 2° *Sudation faible.*

Les chlorures ont diminué dans l'urine de... $1^{gr}97 = 24{,}1$ 0/0
— augmenté dans la salive et
la sueur de...................... $0\ 47 = 5{,}7$ 0/0

La perte véritable en chlorures est donc dans
les 24 heures de...................... $1^{gr}50 = 18{,}4$ 0/0

De même que pour l'urée, nous obtenons, à propos des chlorures, des pertes réelles sensiblement égales, que la sudation ait été considérable ou minime ; mais si l'on considère les quantités de ces sels que l'urine a entraînés le lendemain à l'action du Jaborandi, on constate de notables différences : la perte qui accompagne des effets énergiques du pilocarpus est compensée par l'augmentation du lendemain, même si l'on défalque de cette dernière le petit excès de chlorures que l'urine entraîne nécessairement en raison de la diminution des sécrétions salivaire et sudorale ; tandis que rien ne vient compenser la perte qui a été la conséquence d'une sudation peu abondante.

B) Affections fébriles. — Dans 6 cas de rhumatisme articulaire aigu, pris pour exemple, nous avons dosé les chlorures.
*Pendant* la sudation, il y a eu dans les 24 heures une diminution de $1^{gr}19$, soit 21,1 0/0. Par *litre*, nous avons noté une augmentation légère de $0^{gr}59$, soit 7,5 0/0.

Avant le Jaborandi. Chlorures en 24 heures. $5^{gr}63$
Pendant — — $4\ 44$

Diminution............ $1^{gr}19 = 21{,}1$ 0/0
Pendant le Jaborandi. Chlorures par litre... $7^{gr}76$
Avant — — $7\ 17$

$0^{gr}59 = 7{,}5$ 0/0

La quantité moyenne de salive rendue dans ces 6 cas a été de

450 centimètres cubes ; nous évaluons la sueur au même taux. Ces deux sécrétions ayant éliminé, approximativement, $0^{gr}79$ de chlorures, soit 14 0/0, la perte réelle pendant l'action du Jaborandi a été de $0^{gr}40$, soit 7,1 0/0.

Les chlorures ont diminué dans l'urine de...    $1^{gr}19 = 21,1$ 0/0
   —     augmenté dans la salive et
la sueur de..............................     0  79 $= 14,$» 0/0

La perte réelle en chlorures est donc dans
les 24 heures de.....................     $0^{gr}40 =$    7,1 0/0

Dans les affections fébriles, le Jaborandi a donc sur la sécrétion des chlorures une *influence beaucoup moins grande* que dans les affections non fébriles. Or, on sait que dans les maladies fébriles aiguës, les chlorures diminuent considérablement dans l'urine ; il est probable qu'ils descendent alors à un chiffre minimum qui n'est plus susceptible de s'abaisser très-notablement par les effets des médicaments. En tout cas, il était intéressant de rapprocher ces deux faits : diminution des chlorures dans les affections fébriles et faible action du Jaborandi sur l'élimination de ceux-ci, dans ce groupe de maladies ; tandis que cette action est très-marquée dans des états pathologiques qui ne s'accompagnent pas normalement d'un abaissement du chiffre des chlorures entraînés par l'urine.

### IX. — Effets sur la sécrétion lactée.

Il nous reste à parler d'un effet du Jaborandi, sur lequel nous n'avons que peu de documents, car nous ne l'avons observé qu'une seule fois ; c'est pourquoi, nous ne l'avançons qu'avec les plus grandes réserves, à simple titre de renseignement. Il s'agit d'un cas où le pilocarpus a déterminé une augmentation incontestable de la sécrétion lactée.

Voici le fait :

OBSERVATION XXV. — X..., âgée de 27 ans, nourrice, salle Sainte-Marthe, n° 4, hôpital Beaujon. Entrée le 17 novembre 1874. *Érysipèle de la face.*

La maladie a débuté trois jours auparavant et a eu pour point de départ une écorchure placée derrière l'oreille. Début par céphalalgie violente, et frisson.

Cette femme est *nourrice depuis 8 mois* ; elle a habituellement *beaucoup de lait*, mais celui-ci s'est *tari* en grande partie à l'apparition des symptômes fébriles.

A l'entrée, on constate un érysipèle occupant toute la face, s'étendant sur les oreilles et en partie sur le cuir chevelu. Herpès labialis. Au cœur, souffle intense, au premier bruit de la pointe.

L'urine est louche, foncée, et contient beaucoup d'albumine ; elle donne, dans un tube gradué, après 12 heures de repos, un dépôt de 5 centimètres de hauteur pour 20 centimètres cubes d'urine.

Le 17, à 10 h. 25 du matin, on administre 20 centigrammes d'élixir de Jaborandi ; la sudation et la salivation sont peu abondantes, mais, vers la fin de ces hypercrinies, on constate que les *seins se sont notablement gonflés* et qu'il est *très-facile d'en extraire du lait en assez grande abondance*, ce qu'il était impossible de faire avant l'action du pilocarpus.

18. — La fièvre est un peu tombée, mais l'exanthème en est au même point. *La sécrétion lactée persiste encore ; les seins sont gros et tendus, et donnent très-facilement du lait.* 20 cent. d'urine ne donnent plus que 1 cent. d'albumine.

19. — *Le lait a disparu de nouveau :* on a grand peine à en extraire une demi-cuillerée ; 2 cent. d'albumine.

20. — Apparition de phénomènes cérébraux, délire, phénomène semi-comateux ; augmentation de l'érysipèle ; sulfate de quinine, café.

21. — Même état. Délire violent pendant toute la nuit. L'érysipèle pâlit.

22. — Grande amélioration de tous ces symptômes.

30. — Exeat.

Nous avons administré du Jaborandi à une autre nourrice qui, au 12ᵉ mois de son lait, avait vu celui-ci se tarir ; il ne se produisît aucune augmentation de la sécrétion lactée. Les seins restèrent flasques avant et après l'action du médicament.

Le fait relaté dans l'observation XXV n'a en lui-même rien d'étonnant ; le Jaborandi peut s'éliminer par la glande mammaire, comme par les glandes sudoripares et sébacées, et cette élimination peut être aidée par la congestion périphérique qui, se produisant au début de la sudation, viendrait apporter à la mamelle les matériaux nécessaires à la sécrétion du lait. Cette nouvelle propriété, si elle était confirmée, serait donc l'origine d'une série d'applications importantes, sur lesquelles il est inutile d'insister davantage.

### X. — Mécanisme de l'action du Jaborandi et résumé de ses effets.

Au sujet de la théorie physiologique de l'action du Jaborandi, nous adoptons complétement les opinions émises par notre savant maître, M. le professeur Gubler (communications orales), et publiées par lui en février 1875, dans le *Journal de pharmacie et de chimie.*

Le principe actif du pilocarpus agit en excitant au passage les glandes salivaires et sudoripares, ses émonctoires électifs : le fonctionnement de celles-ci est prodigieusement exalté ; il s'accompagne d'un « afflux sanguin sur les organes surexcités et d'un certain degré de stimulation générale du système. »

« L'irritation des cellules sécrétantes et la stimulation périphérique sont transmises aux centres réflecteurs par les filets nerveux

cisodiques et retournent aux nerfs vaso-constricteurs et vaso-
dilatateurs qui dispensent aux organes de sécrétion toute la somme
de liquide nourricier exigée par leur surcroît d'action. »

Tel est, pour nous, le mécanisme physiologique suivant lequel agit
le Jaborandi pour produire les effets étudiés dans le cours de ce
travail :

Diaphorèse et sialorrhée avec élimination d'une assez grande proportion d'urée, de chlorures, de ptyaline, de carbonates.

Hypercrinies secondaires, lacrymale, nasale et trachéo-bronchique ; irritation sécrétoire des glandes annexées au tube digestif, se
produisant surtout quand les effets extérieurs sont peu accusés.

Augmentation légère de la température de la peau, au moment où
le sang afflue dans cette région pour fournir aux glandes sudoripares
les matériaux de leur sécrétion ; refroidissement de l'enveloppe cutanée par suite de l'évaporation de la sueur à sa surface.

Marche parallèle du pouls qui augmente de fréquence au début de
la sudation et diminue avec celle-ci ; diminution de la tension intra-
vasculaire, consécutive à l'augmentation de capacité du système circulatoire général ; irrégularité des battements du cœur, en arrivant dans
les affections cardiaques à une sorte d'asystolie toxique et parais-
sant résulter d'une action perturbante du médicament sur l'innervation
du cœur.

Diminution de la quantité d'urine sécrétée ; mais celle-ci n'est pas
assez considérable pour compenser les pertes liquides effectuées par
la peau et les glandes salivaires, de telle sorte que l'élimination y
gagne, quoique les reins soient déchargés d'une partie de leur travail
fonctionnel.

Dans les phénomènes de la désassimilation, diminution très-minime
qu'on peut chiffrer par une perte réelle en urée, qui n'affecte aucun
rapport avec l'énergie des activités sécrétoires, et paraît même indé-
pendante de celles-ci ; diminution de la quantité d'acide urique éliminée par les urines, se rattachant probablement à une diminution
dans la formation intra-organique de cet acide : et si l'on admet que
l'acide urique est un des échelons par lesquels passent les matières
albuminoïdes des tissus, avant d'arriver à l'oxydation complète dont
l'urée est le terme, la diminution de cet acide, rapprochée de celle
de l'urée, pourra servir encore d'argument à notre opinion sur l'abaissement des combustions désassimilatrices.

Diminution des chlorures.

Après l'action du Jaborandi, énergie relativement plus grande
dans la désassimilation, surtout quand les effets hypercriniques du
médicament se sont produits avec une grande activité.

Enfin, action diurétique du Jaborandi pris à doses fractionnées.

Tel est le bilan rapide des effets physiologiques principaux du Jaborandi. Nous allons esquisser maintenant quelques-unes de ses indications thérapeutiques et étudier quelle a été son influence dans les affections chroniques et fébriles où nous l'avons administré, dans le service et sous la direction de M. le professeur Gubler.

### V. — Applications thérapeutiques du Jaborandi.

#### I. — INDICATIONS THÉRAPEUTIQUES GÉNÉRALES.

Les effets physiologiques que nous venons de décrire serviront de base aux applications rationnelles du nouveau médicament ; en dehors de celles que nous avons formulées chemin faisant, un grand nombre d'indications ont été fixées par M. Gubler, dans le remarquable article signalé plus haut ; le savant professeur trace le cadre général de toutes les applications importantes du Jaborandi. Aussi, ne saurions-nous mieux faire que de reproduire les traits principaux de ce travail.

M. Gubler, après avoir établi que le Jaborandi ne s'adresse ni à des espèces nosologiques, ni à des entités, mais seulement à des symptômes, fixe successivement les indications du Jaborandi en qualité de sialagogue, de sudorifique et à titre de spoliateur, par la réunion de ces deux effets :

1° En qualité de *sialagogue*, le Jaborandi sera indiqué dans les états de sécheresse de la bouche avec soif vive, comme dans les affections suivantes : *atropisme, intoxications diverses, paralysies faciales, embarras gastrique et fièvres, diarrhée, lésions gastro-intestinales, phlegmasies de la bouche et de la partie supérieure des voies digestives ; diabète sucré et polyurie.* Il modifiera les diverses *stomatites,* la *diphthérie* peut-être et *l'engorgement chronique des amygdales.*

L'action du Jaborandi sur les *glandes gastriques et pancréatique,* la *faim* qui suit souvent ses administrations, l'indiqueront peut-être comme un nouvel *eupeptique.*

L'*hypercrinie lacrymale* sera d'un grand secours dans la *xérophthalmie ;* l'*enchifrènement* et la *sécheresse des narines* seront combattus par l'*hypercrinie nasale.*

La dérivation produite par la sialorrhée pourra rendre des services dans les *lésions encéphaliques* accompagnées de phlogose, peut-être dans l'*épilepsie à accès fréquents,* dans les *inflammations oculaires* (Dʳ Abadie), dans l'*asthme,* l'*emphysème* et la *bronchite chronique ;*

2° En qualité de *sudorifique,* le Jaborandi trouvera son emploi dans les refroidissements au début, où l'on pourra quelquefois faire avorter le mal ; dans la *pneumonie* e. la *pleurésie* à leur début, dans les *angines*, et surtout dans le *rhumatisme articulaire aigu, subaigu* ou *chronique*, quand cette affection est exempte de ses complications cardiaques habituelles.

Les maladies fébriles où la *peau est aride et brûlante*, où l'excès de la température devient un nouveau danger, la *fièvre typhoïde* et les divers *exanthèmes* réclament la sudation que provoque le pilocarpus.

Enfin, les *affections cutanées rebelles* et la *goutte* seront peut-être modifiées par ce moyen énergique;

3° Au double titre de *sialagogue et de sudorifique*, le pilocarpus est le type des médicaments *alexitères*. Nous avons dit qu'au Brésil il était employé contre la morsure des serpents les plus venimeux. Aussi, les *intoxications par les virus et les venins*, tels que ceux de la *rage*, de la *syphilis*, les *morsures des serpents*, des *arachnides*, des *myriapodes* et certains *empoisonnements végétaux* (atropine) devront être efficacement combattus par le Jaborandi.

On peut encore signaler comme indications rationnelles les cas où il s'agira de favoriser la résorption d'un épanchement (*anasarque, ascite, kyste de l'ovaire*) ou la réduction d'une hypertrophie (*obésité*, etc.).

Les *maladies des reins*, surtout quand elles s'accompagnent d'un *état congestif*, seront utilement soumises au traitement par le Jaborandi, qui diminuera la phlogose rénale ainsi que le travail de l'organe.

Nous abordons maintenant l'étude des effets du Jaborandi dans quelques affections spéciales ; nous passerons successivement en revue : le rhumatisme articulaire aigu et subaigu, le rhumatisme musculaire, la pneumonie, diverses formes de bronchite (aiguë, chronique, bronchorrhée), la maladie de Bright, l'intoxication saturnine, etc.).

## II. — RHUMATISME ARTICULAIRE AIGU.

L'étude actuelle est fondée sur l'examen composé de 15 cas de rhumatisme articulaire aigu, dans lesquels le Jaborandi a été administré 49 fois.

Les observations XXVI et XXVII, rapportées ci-dessous, serviront à donner une idée des effets du médicament sur les principaux symptômes de cette affection. On peut consulter aussi, comme exemple, les observations III et VI.

Observation XXVI. — Louis, 19 ans, journalier, entre le 24 juin 1874 à l'hôpital Beaujon, salle Saint-Louis, n° 14, service de M. le professeur Gubler. *Rhumatisme articulaire aigu avec endopéricardite.*

Bonne santé habituelle. Jamais de maladies antérieures.

Début de l'affection actuelle le 20 juin ; pendant les jours précédents, le malade avait travaillé les pieds dans l'eau. Les chevilles ont été prises d'abord ; depuis 24 heures les genoux sont douloureux et gonflés : le genou droit est plus fortement atteint que le gauche. Le cœur est encore à peu près intact ; à peine perçoit-on à la base un prolongement peu marqué du premier bruit, pas de signes fonctionnels. Fièvre assez vive ; peu de sueurs ; langue saburrale, inappétence. Douleurs articulaires assez vives pour empêcher le sommeil.

Urine hémaphéique transparente, ne contient pas d'albumine, mais renferme une énorme proportion d'acide urique.

Prescription. — Une bouteille d'eau de Pullna, compresses d'eau froide sur les jointures malades.

25. — Même état des articulations ; insomnie complète. Léger bruit de souffle à la base. P. 84.

26. — *Idem* pour articulations. Douleurs très-vives ; fièvre plus forte qu'à l'entrée. Au cœur : frottement et souffle anémique à la base ; souffle assez rude au premier temps de la pointe. Un peu de liquide dans le péricarde ; la pointe du cœur bat en dedans des limites de la matité. P. 94.

27. — Les articulations du membre inférieur vont mieux, mais les poignets sont pris. La fièvre est toujours très-vive, la peau brûlante, à peine moite. P. 108, fièvre très-développée. Cœur *idem*. Constipation absolue.

Prescription : Une bouteille d'eau de sedlitz.

28. — Fortes évacuations alvines. Même état des articulations et du cœur. P. 104. Urine 1150 cent. cub.

29. — Les épaules ont été prises pendant la nuit ; poignets toujours très-douloureux. Les articulations du cou paraissent aussi envahies. Le souffle de pointe prend un caractère râpeux. Redoublement de fièvre. Même insomnie causée par douleurs.

On se décide à *administrer le Jaborandi* : à 10 heures du matin on donne au malade l'infusion suivante :

$$\left.\begin{array}{ll} \text{Eau} \dots\dots\dots & 200 \text{ gr.} \\ \text{Jaborandi.} \dots\dots & 6 \text{ gr.} \end{array}\right\} \text{ T. de l'infusion } 40°.$$

Urine du 28-29, 600 cent. cub.

Urée par litre, 30 grammes.

Urée pour la quantité rendue, 18 grammes.

Acide urique très-abondant.

Température, 39° 2 ; Pouls 198.

Au bout de 14 minutes, la sueur commence à perler sur le front du malade et gagne bientôt tout le corps : après une demi-heure la chemise est absolument trempée. La sudation continue avec la même intensité jusqu'à midi. Elle n'est complétement terminée qu'à 2 heures. La salivation a été peu abondante ; à 11 h. T. 39.

La journée se passe tranquillement ; le malade se sent très-soulagé et dort pendant toute la nuit avec le plus grand calme.

30. — Ce matin, articulations du bras gauche encore douloureuses. Les douleurs se sont apaisées dans les autres jointures.

Urine du 29-30, 900 cent. cub.

Urée par litre, 19 gr. 2.

Urée pour la quantité rendue, 17 gr. 28.

Acide urique moins abondant.

Température, 39. Pouls, 78.

On administre encore *une dose de Jaborandi* à 10 heures et demie du matin.

Après 15 minutes la salivation et la sueur commencent. Cette dernière est moins abondante et finit à midi. — Mais la journée se passe dans le plus grand calme, avec des douleurs insignifiantes. La nuit est très-bonne.

1er *juillet.* — Les jointures des pieds et des mains sont guéries ; le malade peut les remuer facilement. L'épaule droite seule est encore prise.

Encore un peu de liquide dans le péricarde.

Urine, 750 grammes.

Urée par litre, 13 gr. 40.

Urée dans quantité rendue, 10 gr. 50. — Température, 39 1. — Pouls, 75.

*Troisième administration de Jaborandi* à 10 h. 1/2 du matin. — La salivation est considérable (salive, 750 grammes) : la suée surabondante s'est prolongée jusqu'à 2 heures. Journée et nuit très-calmes. — Sommeil profond. — Pas de douleurs.

2. — Sauf l'articulation du poignet droit qui s'est reprise dans la matinée, toutes les autres jointures sont dégagées. — Le malade se trouve très-bien.

Au cœur, souffle n'a pas varié, mais disparition du liquide ; frottements.

Urine, 1000 grammes.

Température, 38 2. — Pouls, 75.

*Quatrième administration de Jaborandi.* — Salivation et suée abondante de 11 heures à 2 heures. — Journée et nuit très-bonnes.

3. — Aucune jointure n'est douloureuse. — La langue est bonne. — Le malade demande à manger. — Il ne paraît plus y avoir de liquide dans le péricarde. La limite de la matité se confond avec le choc de la pointe du cœur.

Urine, 1350 gr.

Température, 38. — Pouls, 75.

4. — Le mieux se soutient. L'intensité du bruit du souffle diminue.

Urine, 750 grammes.

Température, 37 8. — Pouls, 72.

7. — Repris cette nuit d'un peu de douleur dans l'épaule et le poignet droits.

8. — La poussée d'hier s'est calmée dans la journée. Au cœur on ne perçoit plus qu'un léger frôlement sur la pointe, et un souffle très-doux au 1er bruit de la région de la pointe.

9. — L'amélioration continue.

Urine, 1700 centimètres cubes.

10. — Pendant la nuit, reprise des accidents dans l'épaule et le poignet du côté gauche : les petites articulations des doigts du même côté sont atteintes. Insomnie. Anorexie.

Urine, 800 centimètres cubes.

Urée par litre, 34 5.

Urée dans quantité rendue, 31 05.

Acide urique très-abondant.

Température, 38 4.

Pouls 84.

On donne le *Jaborandi à la dose de 4 grammes* de feuilles en infusion. — Peu de salivation, mais sueur très-abondante pendant 2 heures, avec vif sentiment de bien-être. — Pendant la journée, les douleurs diminuent peu à peu.

11. — Ce matin, aucune articulation n'est douloureuse. — A bien dormi. — Se trouve très-bien.

Urine, 1250 grammes.

Urée par litre, 34 2.

Urée dans quantité rendue, 42 6.

Acide urique diminué de moitié.

Température, 37 5. — Pouls, 70.

12. — Un peu de reprise légère dans poignet et genou droit. — Symptômes cardiaques très-atténués. — Le malade se trouve bien, et a bien dormi.

Urine, 600 grammes.

Température, 37,6. — Pouls, 80.

13. — Va bien, demande à se lever.

Urine, 600 grammes.

Température, 37,5. — Pouls, 82.

14. — L'épaule et le coude droit sont un peu sensibles à la pression : va bien d'ailleurs.

Urine, 800 grammes.

Température, 37,4. — Pouls, 80.

17. — Se levait depuis 2 jours. — Cette nuit le poignet gauche est devenu légèrement douloureux.

23. — Sort guéri (Vincennes).

OBSERVATION XXVII. — P... (Hippolyte). 25 ans, tailleur de pierres, entre le 6 juillet 1871 à l'hôpital Beaujon, salle St-Louis, n° 19. *Rhumatisme articulaire aigu, avec endocardite.*

Pas d'attaques antérieures. Bonne santé habituelle. Pendant les 3 jours qui ont précédé l'invasion de la maladie, il éprouva un grand malaise : lumbago, perte d'appétit, etc. Il fut pris dans la nuit du 24 au 25 juin de douleurs dans le genou droit; le lendemain, la cheville gauche était atteinte ; depuis ce moment, le rhumatisme a envahi la cheville droite et tout le membre inférieur gauche.

Au jour de son entrée, le poignet droit, le genou et la cheville gauche sont douloureux et tuméfiés. Au cœur, on entend un double souffle à la pointe, un souffle anémique au premier temps de la base et des frottements généralisés.

7. — Ce matin, les petites jointures des mains sont malades. Le genou gauche est distendu par une grande collection de liquide. — L'urine foncée, brune, très-acide, contient une énorme proportion d'acide urique.

Température, 38,4. — Pouls, 84.

8. — Même état. — Douleurs vives, insomnie, inappétence, constipation.

Urine, 1000 grammes.

Urée par litre, 46 gr.

Urée par quantité rendue, 46 gr.

Température, 38,3. — Pouls, 84.

On donne 5 *grammes de feuilles de Jaborandi* en infusion. Pendant 2 h. 1/2 sueur profuse ; a mouillé trois chemises. La salivation a été peu abondante, Soif vive pendant la sueur. L'apparition de celle-ci n'a pas calmé les douleurs; mais à sa terminaison, grande rémission des symptômes aigus ; période de calme et de bien-être qui dure toute la soirée.

9. — Le malade a mal dormi, mais la nuit s'est passée sans douleurs. Les membres supérieurs sont bien ; le genou est très-dégonflé. — Il demande à manger. — Même état du cœur.

Urine, 700 grammes.

Urée par litre, 46 7.

Urée dans quantité rendue, 32 69.

Température, 38. — Pouls, 68.

10. — Pendant la nuit, douleurs vives dans les petites articulations à la main gauche. Les grandes articulations vont mieux.

Urine, 600 grammes.

Température, 37,9. — Pouls, 72.

11. — Les petites jointures et le coude droit sont toujours douloureux. — La nuit a été agitée. — Les accidents cardiaques n'ont pas rétrocédé, mais le genou gauche ne contient plus que des traces de liquide.

Urine, 900 grammes.

Urée par litre, 33,1.

Urée dans quantité rendue, 29 79.

Beaucoup d'acide urique.

Température, 37,8. — Pouls, 72.

On donne une *infusion de Jaborandi* (5 grammes de feuilles). — La suée dure deux heures, avec une moyenne intensité. — Peu de salivation. — Après la suée, toute douleur disparaît ; la journée et la nuit sont excellentes.

12. — Aucune articulation n'est douloureuse. — Se trouve très-bien. — Demande instamment à manger. — Les symptômes cardiaques se sont améliorés.

Urine, 500 grammes.

Urée par litre, 38 7.

Urée dans quantité rendue, 19 35.

Beaucoup moins d'acide urique.

Température, 37 7. — Pouls, 80.

13. — Même état. — Seul, le poignet droit est encore sensible.

Urine, 850 grammes.

Température, 37 5. — Pouls, 72.

14. — Bonne nuit. Mouvements de cou un peu gênés.

Urine, 700 grammes.

Température, 37 5. — Pouls, 72.

18. — Le genou droit est assez douloureux.

Urine, 600 grammes.

Température, 38. — Pouls, 80.

Infusion de 4 *grammes de feuilles de Jaborandi*. — Salivation et suée pendant 2 heures avec soulagement immédiat.

19. — Douleur du genou a diminué, mais n'a pas disparu.

Urine, 500 grammes,

Température, 38. — Pouls, 82.

20. — Encore un peu de sensibilité dans le genou.

Urine, 500 grammes.

Température, 37 6. — Pouls, 76.

21. — Le genou va bien, mais l'index gauche est pris. — Le malade mange et se lève un peu.

Urine, 800 grammes.
Température, 37 6. — Pouls, 72,
24. — Le malade se lève.
Urine 1250.
*Août*. — Sort dans les premiers jours d'août.

En général, si l'on administre le Jaborandi à un malade en proie
à une violente attaque de rhumatisme articulaire aigu, le premier
phénomène qui survient au moment où la sudation se généralise, est
une sorte de *détente générale* avec *sensation de bien-être ;* les *douleurs s'apaisent ;* le malade peut même quelquefois (4 cas) remuer
de suite les articulations qui, tout à l'heure, étaient douloureuses au
moindre attouchement. La suée finie, le patient est abattu ; la journée et la nuit se passent ordinairement dans cette accalmie.

Dans tous les cas, sauf un (obs. II), la diaphorèse et la sialorrhée
se sont facilement produites : souvent très-considérables, elles ont
été, en moyenne, beaucoup plus abondantes que dans les affections
non fébriles.

Chez un rhumatisant de 35 ans, en proie aux plus vives douleurs
depuis quatre jours, trois grammes de Jaborandi déterminèrent une
abondante salivation, mais pas de sueur ; quand la salivation fut terminée, le malade ressentit une démangeaison sur le devant de la
poitrine et sur les régions sus-épineuses ; une heure après, ces parties étaient le siége d'une éruption de sudamina rouges ; ceux-ci
augmentèrent peu à peu et, dans la soirée, ils occupaient une grande
partie de la surface du corps. La diminution des douleurs coïncida,
dans ce cas, avec l'apparition de l'éruption.

Sur 49 administrations, les douleurs ont été calmées 36 fois, tantôt
dès le début de la sudation, tantôt seulement quelques heures après ;
leur diminution et leur cessation ont été précédées, dans la plupart
des cas, d'un sentiment particulier de dégagement. 3 fois nous avions
enveloppé de taffetas gommé un membre douloureux, afin de recueillir la sueur ; la douleur a disparu plus vite et plus complétement
dans les membres enveloppés que dans les membres libres. Le *gonflement* et les *mouvements* des articulations malades ont été améliorés 26 fois ; 36 fois, les malades ont ressenti, pendant et après la
suée. un grand sentiment de bien-être.

20 fois, des rhumatisants tourmentés par l'*insomnie* ont dormi
d'un bon sommeil après leur Jaborandi. Deux causes sont interve-
nues dans ces cas : d'abord l'apaisement des douleurs, ensuite l'état
de lassitude qui suivait l'action du médicament. L'*anorexie* était
la règle dans toutes nos observations ; 15 fois, la sensation d'appétit
a suivi la diaphorèse.

Sur les 22 cas où elle a été suivie (tableau n° 2), la température a baissé 19 fois, a augmenté 1 fois, est restée stationnaire 2 fois ; la moyenne des abaissements a été de 0°4.

Sur 14 cas, le nombre des pulsations a diminué 9 fois, a augmenté 1 fois, est resté 4 fois stationnaire (tableau n° 3).

L'urée a diminué de 15,3 0/0, l'acide urique de 11,7 0/0, les chlorures seulement de 7,1 0/0 ; tous ces phénomènes ont donc marché de pair.

Au point de vue des *complications*, nos 15 observations se répartissent ainsi : 6 cas de rhumatisme simple avec lésions cardiaques insignifiantes ; 4 cas avec endopéricardite plus ou moins intense ; 3 cas avec endopéricardite et pleuropneumonie ; 1 cas avec endopéricardite légère et phénomènes cérébraux dus à l'alcoolisme ; 1 cas avec congestion pulmonaire. L'*épanchement péricardique*, dans 4 cas, a diminué sous l'influence du Jaborandi (obs. III, XXVI et XXIX). Les *phénomènes cérébraux* ont paru s'amender dans l'observation XXVIII, en même temps que les accidents articulaires. Enfin, la *congestion pulmonaire*, l'*anxiété* et la *dyspnée*, notées dans l'observation XXIX, se sont notablement améliorées après plusieurs sudations. Nous rapportons ici ces deux observations.

OBSERVATION XXVIII. — D... (Pierre Marie), âgé de 36 ans ; serrurier. Salle St-Louis (Beaujon), n° 22. Entré le 26 novembre 1874.

*Rhumatisme articulaire aigu, chez un alcoolique.*

A l'âge de 13 ans, première atteinte du rhumatisme articulaire aigu. Depuis cette époque, battements de cœur, impossibilité de courir sans être essoufflé immédiatement : en un mot, signes fonctionnels d'une affection cardiaque légère.

Alcoolisme habituel des mieux caractérisés.

10 jours avant son entrée, il a été pris de rhumatisme articulaire aigu généralisé à la suite d'un refroidissement. Cou-de-pied, genoux, poignets, épaules, telle a été la succession des articulations envahies.

Le 26 novembre 1874, genoux, poignets et épaules sont gonflés et très-douloureux. — Insomnie, délire vague et rêvasseries pendant toutes les nuits depuis le début de la maladie. — Au cœur, bruit de souffle anémique au premier temps et à la base ; prolongement du premier temps de la pointe ; frottements péricardiaques.

28. — Cette nuit le délire a augmenté : le malade s'est levé, a poussé des cris, s'est débattu contre des rats. — Les petites articulations du cou sont prises. Les poignets et les petites jointures des mains sont gonflés et très-douloureux. — Les épaules vont beaucoup mieux. Les genoux sont en voie d'amélioration. — Ce matin, intelligence obtuse, répond mal aux questions qu'on lui adresse. Etat de torpeur prononcé.

Urine, 1422cc. — Densité, 1022.

Urée par litre, 28 gr. 08.

Urée dans la quantité rendue, 40 gr. 95.

Acide urique par litre, 2 gr. 150.

Acide urique dans la quantité rendue, 3 gr. 05.

Pouls, 76. — Température, 39,4.

On donne *cinq grammes de feuilles de Jaborandi* en infusion. — Les hypercrinies sont d'une abondance moyenne.

29. — La journée d'hier a été très-bonne ; les articulations prises ont été dégagées pendant quelques heures ; le malade pouvait les remuer ; mais pendant la nuit, elles sont redevenues douloureuses. D'ailleurs, même délire et même agitation. Mais ce matin, il est plus calme, son intelligence est plus nette, il se sent beaucoup soulagé.

Urine, 932cc. — Densité, 1025.

Urée par litre, 31 gr. 21.

Urée dans la quantité rendue, 29 gr. 08.

Acide urique par litre, 2 gr. 500.

Acide urique dans la quantité rendue, 2 gr. 330.

Pouls, 72. — Température, 39,2.

30. — A eu très-peu de délire : une grande partie de la nuit a été très-calme. Les poignets seuls sont encore douloureux.

Urine, 1075. — Densité, 1024.

Urée par litre, 27 53.

Urée dans la quantité rendue, 29 59.

Acide urique par litre, 2 gr. 450.

Acide urique dans la quantité rendue, 2,630.

Pouls, 86. — Température, 38 6.

On donne 5 *grammes d'écorces de Jaborandi*, en infusion. — Salivation et sudation considérables.

1er décembre. — Amélioration de tous les symptômes observés. Le genou droit est seul un peu douloureux. — Pas de délire cette nuit.

Urine, 792 c. c. — Densité, 1224, 5.

Urée par litre, 33 39.

Urée dans la quantité rendue, 26 41.

Acide urique par litre, 2, 200.

Acide urique dans la quantité rendue, 1, 740.

Pouls, 64. — Température, 38 4.

2. — L'amélioration continue.

Urine, 1120. — Densité, 1022 5.

Urée par litre, 28 87.

Urée dans la quantité rendue, 32 33.

Acide urique par litre, 1, 350.

Acide urique dans la quantité rendue, 1, 510.

Pouls, 72. — Température, 38 2.

3. — Très-légère reprise dans le poignet droit.

Pouls, 80. — Température, 39 2.

4. — Un peu de délire pendant la nuit, mais très-léger. Le poignet est dégagé.

Urine, 1200. — Pouls, 76. — Température, 38.

6. — Eruption d'ecthyma généralisé sur le devant de la poitrine et des cuisses. Va très-bien, d'ailleurs. — Plus de délire.

7. — Le malade se lève aujourd'hui pour la première fois.

12. — Sortie de l'hôpital pour Vincennes.

Observation XXIX. — I., (Stanislas), âgé de 51 ans, sans profession. — Salle St-Louis, n° 28 (hôpital Beaujon), entré le 27 juillet 1874.

*Rhumatisme articulaire aigu. Congestion pulmonaire.* Endopéricardite.

C'est la première atteinte ; il y a cinq mois, a ressenti dans les mollets et dans les poignets des douleurs assez vives qui ont cédé aux bains de vapeur.

Homme vigoureux, très-robuste.

Début huit jours avant son entrée, par le cou-de-pied gauche : celui du côté droit est pris depuis 6 jours, la hanche gauche depuis 3 jours, les coudes et les épaules depuis deux jours.

A l'entrée, les poignets, les épaules et les pieds sont rouges, gonflés, douloureux. — Léger souffle systolique à la pointe du cœur dont les battements sont sourds et éloignés. Pointe bat en dedans des limites de la matité : — Endopéricardite légère. — Signes d'embarras gastrique. — Dyspnée vive. — Pouls 90.

28. — L'urine rouge, foncée, hémaphéique, contient beaucoup d'acide urique et une notable proportion d'albumine.

29. — Même état. — 2 verres eau de Sedlitz, à cause de constipation durant depuis son entrée. — Pouls 92.

30. — Le souffle de la pointe a disparu ; les bruits du cœur sont lointains à peine perceptibles : on ne peut sentir le choc de la pointe ; l'épanchement péricardique a augmenté. — Sous-crépitation aux bases des deux poumons. — Pouls 100. — Vésicatoire à l'épigastre.

31. — Aucune amélioration.

1er août. — Les articulations du cou-de-pied sont entièrement gonflées et douloureuses, ainsi que les poignets. Les autres articulations vont mieux ; mais les lésions péricardiques sont au même point ; les sous-crépitations pulmonaires se sont étendues ; anxiété, dyspnée. — Chiendent nitré.

2. — L'état d'hier persistant, *on soumet le malade au Jaborandi :* 5 grammes de feuilles. — Sueur abondante (3 chemises) ; plus de 750 grammes de salive. Après la suée, grand sentiment de bien-être, diminution de l'anxiété, de la dyspnée et des douleurs. Nuit calme.

3. — Même état du cœur. — Amélioration des accidents articulaires.

4. — 5 *grammes de Jaborandi.* — Sudation et salivation très-abondantes. La respiration paraît s'accomplir normalement ; sous-crépitations très-peu marquées ; on entend le souffle systolique de la pointe du cœur ; celle-ci, perceptible au doigt, est encore en dedans des limites de la matité.

5. — 5 *grammes de Jaborandi.* — Sueurs et salive toujours très-considérables. Les articulations ne sont plus douloureuses, sauf le cou-de-pied droit, mais l'articulation temporo-maxillaire du côté gauche est envahie. — Température, 38, 5.

6. — Température, 38 7. — 5 *grammes de Jaborandi.* — Action hypercrinique énergique. — Ce matin, il est survenu de la roideur et de la douleur dans les articulations de la colonne cervicale.

7. — Les bruits du cœur sont très-nets ; le souffle de la pointe s'entend mieux qu'au début ; frottements péricardiques. La pointe bat sur la limite de la matité. — Le cou reste seul douloureux. — Rares sous-crépitations aux bases des poumons.

10. — Le cou reste toujours roide. — Encore un peu de dyspnée ; toux plus fréquente. — 4 *grammes de Jaborandi.*

11. Grande amélioration, quoique la sudation ait été très-modérée.
13. Le malade s'est levé hier et aujourd'hui.
20. Exeat.

Quant aux trois cas qui s'étaient compliqués d'*endopéricardite* et de *pleuro-pneumonie*, deux n'ont éprouvé aucun effet remarquable après deux administrations du Jaborandi ; notre troisième malade mourut subitement de rhumatisme cérébral : voici son histoire (obs. XXIX) :

OBSERVATION XXX. — D. (Marie), 20 ans, modiste, entrée le 2 septembre 1874 à l'hôpital Beaujon, salle Sainte-Marthe, 21.

*Rhumatisme articulaire aigu avec complications de rhumatisme cérébral; mort.*

Pas d'antécédents morbides. — Une angine simple il y a un an.

Malade depuis 8 jours : début par les articulations du cou-de-pied, envahissement progressif des genoux, des épaules et des poignets.

A son entrée, genoux, épaules et poignets gonflés et très-douloureux ; au cœur frottements péricardiques; souffle intense au premier temps de la pointe. Les symptômes généraux sont peu prononcés : la malade prend du bouillon avec plaisir, mais ne dort pas, à cause de ses douleurs. — T. 38; P. 90.

4. — Même état des articulations et du cœur. Tousse un peu. Quelques sous-crépitations aux deux bases. — T. 38,1 ; P. 90.

Urine du 3 au 4 — 528cc contenant urée 20gr,60, acide urique 0gr,686, chlorures 5gr,84.

On administre 3 *grammes de feuilles de Jaborandi* à 10 h. 1/2 du matin. Sueur très-abondante (4 chemises), 750 grammes de salive. Les hypercrinies durèrent jusqu'à 3 heures, mais la moiteur persista toute la soirée. Un peu d'angoisse précordiale pendant la suée.

5. — La moiteur a continué toute la nuit : ce matin les parties couvertes sont encore humides. Les douleurs ont diminué dans les genoux, que la malade peut remuer : les poignets vont mieux: les épaules sont dans le même état. La nuit a été très-bonne ; en somme, amélioration manifeste sur l'état d'hier.

Urine 520cc contenant urée 22gr,18, acide urique 1gr,550, chlorures 4gr,49.

Les 750 grammes de salive renferment 0gr,103 d'urée et 0gr,95 de chlorures, T. 37,9; P. 84.

6. — Respiration un peu soufflante aux deux bases. L'épanchement péricardique paraît avoir augmenté : plus de frottements, bruits plus sourds, — Même état des articulations. La malade se trouve bien, sauf un peu de dyspnée.

Urine 540cc contenant urée 20gr,57, acide urique 0gr,700, chlorures 3gr,88. T. 39,1; P. 102.

7. — Les articulations sont reprises depuis ce matin; la nuit avait été très-bonne. Le souffle de la pointe du cœur s'entend mieux qu'hier, mais la respiration devient obscure aux deux bases. — Épistaxis.

Urine 500. T. 40,2; P. 110.

8. — Dans la journée d'hier, vers cinq heures, la malade a eu un peu de délire qui s'est rapidement calmé, mais reparut pendant la nuit. Ce matin,

matité aux deux bases de la poitrine, dyspnée, angoisse. Reprise de toutes les articulations; agitation; peau sèche; épistaxis. — Face colorée.

Urine 2300$^{cc}$ contenant urée 18,86, acide urique 0$^{gr}$,700, chlorures 7$^{gr}$,48.

T. 41,4; P. 120.

A midi, la malade est prise subitement de délire, s'agite, veut sortir du lit, devient d'une remarquable pâleur.

T. 42,4; Pouls incomptable.

Elle perd connaissance à midi 15 et meurt à midi 30.

Autopsie 10 sept. à 8 h. matin. — *Poumons* : droit 432 grammes; exsudat abondant sur le lobe inférieur qui est très-congestionné; gauche 360 grammes; *idem* pour les lésions; un petit noyau périphérique de pneumonie.

*Cœur.* Un peu de liquide dans le péricarde; injection des parois ventriculaires; endocarde gauche et valvule mitrale d'un violet louche, mais sans ulcération ni exsudat; ventricule gauche vide : son tissu est mou, friable, de couleur feuille morte. Face interne de l'aorte et valvules sigmoïdes très-rouges. Mèmes altérations dans le cœur droit. Ventricule droit contient du sang liquide et quelques caillots petits et rares.

*Reins.* Gauche 167 grammes, très-congestionné. Droit 140 grammes, *idem.*

*Rate.* 125 grammes, très-dure.

*Foie.* 560 grammes, assez gras.

*Encéphale.* Rien à noter dans le cerveau, le bulbe et la moelle, si ce n'est un certain degré de congestion de méninges. Pas de caillot embolique.

Liquide fibrineux en grande abondance dans les genoux, dont les cartilages sont très-sains.

Nous ne croyons pas que le Jaborandi soit entré lui-mème pour une part dans la production des accidents qui ont entraîné la mort de notre malade : le médicament n'a été donné qu'une fois, à dose faible (3 gr.); une grande amélioration a suivi son action; la mort est survenue, quatre jours après son administration, avec les symptômes qui caractérisent le rhumatisme cérébral. Mais existe-t-il entre l'action du pilocarpus et l'apparition du rhumatisme cérébral une relation quelconque? C'est ce que l'on ne saurait dire absolument, quoique nous penchions beaucoup pour la négative.

On pourrait nous objecter que le Jaborandi a pu intervenir dans la terminaison funeste, soit en concentrant le sang, par suite d'une trop grande spoliation de liquide et en augmentant aussi dans ce liquide la proportion de l'urée et des matières extractives, d'où production d'une véritable encéphalopathie urémique; soit en favorisant, à l'aide de cette même spoliation, la formation d'un caillot embolique. En admettant même qu'il y ait eu concentration du sang, l'urée et l'acide urique ne s'y sont point accumulés, puisque, sans tenir compte de l'urée éliminée par la salive et la sueur, l'urine émise pendant la sudation contenait, contrairement à la règle habituelle, plus d'urée et d'acide urique que la veille. Quant à la concentration du sang, si elle existe, sa durée a été transitoire et n'a pu exercer aucune influence étiologique sur le rhumatisme cérébral, puisque la veille même de sa mort, la malade avait rendu 2,300$^{cc}$ d'urine contenant 18$^{gr}$,86 d'urée et 0$^{gr}$,700 d'acide urique ; or, on sait que dans tous les états pathologiques où il existe une concentration exagérée du sang, l'urine diminue de quantité, témoin l'exemple du choléra. Nous ne croyons pas davantage à un caillot formé dans ces conditions : nous ne l'avons pas trouvé à l'autopsie, d'une part, et, d'autre part, le sang ne présentait aucune tendance à l'inopexie, puisqu'il était resté liquide dans les vaisseaux et que le ventricule droit ne contenait que de rares caillots. Rien dans l'étude de l'observation ne montre donc l'influence qu'aurait eue le Jaborandi sur la genèse du rhumatisme cérébral.

Le pilocarpus n'a pas modifié sensiblement la *marche* et la *durée* du rhumatisme ; si les phénomènes articulaires se sont le plus souvent amendés, les *rechutes* n'ont point été évitées : elles ont été cependant moins nombreuses et surtout moins douloureuses qu'habituellement.

La *durée moyenne* de nos quatorze cas, l'observation XXX ayant été défalquée, a été de 25 jours de séjour à l'hôpital et 32 jours de maladie depuis le début des accidents articulaires, jusqu'à la sortie de l'hôpital ; comme nous avons conservé nos malades dans les salles pendant les premiers jours de la convalescence, il convient de déduire ces derniers du nombre qui représente la durée totale de la maladie, ce qui fait 23 jours pour la durée de la maladie, depuis son début jusqu'à l'entrée en convalescence ; Grisolle donne 21 jours comme moyenne de durée ; celle de neuf cas traités en 1874, à Beaujon, par M. Gubler a été de 25 jours en général ; le Jaborandi n'a donc rien changé ; mais nous avons remarqué une *diminution réelle de la durée* (10 et 11 jours) dans deux cas où le pilocarpus a été employé tout à fait au début de la maladie, à l'apparition des accidents articulaires.

L'examen comparé de nos observations permet de *formuler les conclusions suivantes sur l'emploi du Jaborandi dans le traitement du rhumatisme articulaire aigu :*

1° Dans la thérapeutique du rhumatisme articulaire aigu, le Jaborandi répond surtout à des indications symptomatiques. Cependant, il pourra etre employé comme *moyen général de traitement*, soit dans les formes subinflammatoires, soit tout à fait au début de la maladie, au moment de l'apparition des accidents articulaires : dans ce dernier cas, comme dans ceux que l'on a l'habitude de traiter par la sudation artificielle, il est possible qu'il exerce par une sorte de dérivation, une heureuse influence sur la marche et la durée de l'affection ;

2° Les *indications symptomatiques principales* sont : les douleurs excessives qui causent l'insomnie et épuisent le malade ; le gonflement des articulations ; en un mot l'exagération des accidents articulaires : puis l'élévation de la température, la fréquence du pouls coïncidant avec l'aridité et la sécheresse de la peau ; et quelquefois l'anorexie ; toutes circonstances dans lesquelles le pilocarpus pourra faire cesser les douleurs, diminuer l'intensité de la fluxion articulaire, abaisser la température et le pouls, humidifier la peau et rendre l'appétit. En outre, son emploi sera indiqué quand il s'agira de modérer légèrement la désassimilation ;

3° L'existence d'un *épanchement péricardique* est loin d'être une contre-indication du Jaborandi, puisque nous avons vu dans quatre cas ce médicament favoriser activement la résorption du liquide ;

4° La *congestion pulmonaire*, l'*anxiété*, la *dyspnée* et peut-être le *délire alcoolique* pourront quelquefois être modifiés et rétrocéder ;

5° Le Jaborandi ne sera employé qu'avec la plus grande circonspection quand le rhumatisme se compliquera de *pleuro-pneumonie*, ou d'une *affection des valvules ou du muscle cardiaque*, surtout s'il existe déjà une ancienne maladie du cœur. Dans le cas d'endopéricardite on ne donnera le médicament que si le péricardite l'emporte de beaucoup sur l'altération des valvules ;

6° Les effets que nous venons de signaler ne seront obtenus, le plus souvent, qu'à l'aide de trois à cinq administrations de pilocarpus dont l'action est transitoire comme celle de la sudation, mais il conviendra de cesser l'emploi de celui-ci, si l'on voyait survenir des *épistaxis*, et si plusieurs fois de suite la quantité d'urine ne revenait pas au taux antérieur, après la diaphorèse. Il nous a semblé, en effet, que les épistaxis survenaient plus communément chez les rhumatisants traités par le Jaborandi que chez les autres. Nous les avons notées six fois, et dans quatre cas elles étaient survenues après trois ou quatre sudations successives qui, tout en produisant d'excellents résultats, avaient laissé les malades dans un certain état de dépression qu'il y aurait peut-être eu danger à dépasser ;

7° Quand une jointure sera particulièrement douloureuse, il y aura quelquefois avantage à l'envelopper de taffetas gommé, ce qui, dans trois observations, nous a donné les meilleurs résultats.

Nous ne donnons à ces conclusions qu'un caractère tout à fait relatif au nombre encore restreint des observations qu'il nous a été donné de recueillir. La même remarque s'applique aux diverses affections que nous allons passer en revue.

### III. — RHUMATISME GOUTTEUX ET GOUTTE.

Nous avons employé le Jaborandi dans deux cas de rhumatisme goutteux des petites jointures et M. le D<sup>r</sup> Maillard, professeur à l'École de médecine de Dijon, a eu l'extrême obligeance de nous envoyer une note sur un goutteux, chez lequel il avait provoqué une sudation.

Les deux rhumatisants ont été rapidement et complétement guéris, après deux et trois administrations de pilocarpus. Voici, comme exemple, l'une de ces deux observations.

OBSERVATION XXXI. — H... (Denis), 39 ans, grainetier. — Salle Saint-Louis n° 22 bis, entre le 24 octobre 1874.

*Rhumatisme goutteux des petites jointures de la main gauche et du gros orteil du même côté.*

Pas d'antécédents rhumatismaux, goutteux, asthmatiques. Bonne santé habituelle.

En mai 1874, violente attaque de rhumatisme articulaire aigu, survenu après un refroidissement. H... avait passé la journée à laver des voitures et avait vivement ressenti sur le soir l'impression d'un courant d'air. Le malade resta 3 mois et demi à la chambre. Quand il sortit, il souffrait encore un peu de toutes les jointures, mais une grande amélioration se produisit pendant les chaleurs de l'été.

Il y a huit jours, H... sentit au réveil une douleur assez aiguë dans les deux genoux. Dans la journée, les genoux allèrent mieux, mais toutes les articulations et les masses musculaires étaient le siége de douleurs vagues, erratiques qui, 3 ou 4 jours après, se localisèrent dans les petites jointures de la main et du pied gauches. Il y eut à ce moment un petit mouvement fébrile, un peu d'anorexie, de constipation, etc.

Au jour de l'entrée, nous voyons que l'articulation métacarpo-phalangienne de l'index gauche et l'articulation correspondante du gros orteil gauche, sont rouges, tuméfiées, douloureuses. Mouvements très-difficiles.

Pas de fièvre, mais appétit nul, langue blanche, constipation.

Signes d'une légère insuffisance mitrale.

Température 37,3. Pouls 76.

1<sup>gr</sup> 50 *extrait aqueux de Jaborandi.* Salivation après 25 minutes. Sueurs après 45 minutes seulement, mais il avait eu un vomissement 30 minutes après l'ingestion (le malade avait pris un potage). Sueurs et salivations très-abondantes qui ont duré 2 grandes heures. Un soulagement immédiat s'est produit malgré une sensation passagère de faiblesse après la suée. Soif vive.

26. — Se trouve très-bien, mais a eu une indigestion hier au soir, après avoir mangé des choux qu'il ne peut pas digérer. Les articulations malades sont très-dégagées : plus de gonflement ; mouvements peu douloureux ; sensation de sécheresse dans la gorge. Température 38, pouls 74.

27. — L'amélioration continue.

28. — Encore un peu de roideur dans les articulations. Température 37,6 ; pouls 78.

1 *gramme d'extrait mou de Jaborandi.* Salivation et suée au bout de 25 mi-

nutes, moins abondantes que la première fois. La température s'élève à 37,9 et retombe à 37,4 à la fin de la suée; le pouls monte à 90 et redescend à 76.

29. — Articulations complétement dégagées; le malade les remue sans la moindre douleur; il se plaint de sécheresse de la gorge; grand appétit; température 37,5, pouls 80.

30. — Va très-bien; température 37,6; pouls 80.

31. — Complétement guéri; température 37,7; pouls 80.

6 novembre. — Sort de l'hôpital.

Dans cette observation, les *douleurs et la fluxion articulaire*, calmées après une première sudation, ont été apaisées par une seconde dose de pilocarpus. Le second cas est tout à fait analogue et aussi concluant.

Nous croyons, avec M. le professeur Gubler, que le Jaborandi est appelé à rendre de grands services dans les *formes subaiguës*, exemptes de complications, où les symptômes articulaires dominent tous les autres.

Quant aux effets produits sur la *goutte*, il est rationnel d'induire de ce qui se passe dans le rhumatisme articulaire aigu que les douleurs des grands accès peuvent etre calmées temporairement par une diaphorèse, et l'observation de M. le D$^r$ Maillard nous apprend qu'une rétrocession pulmonaire ou pleurale de la goutte a été subitement et complétement arrétée par une seule dose de Jaborandi. Si cette observation se confirme, la thérapeutique, qui n'a sur les métastases goutteuses qu'une action bien limitée et bien incertaine, se trouvera en possession d'un des moyens les plus énergiques que nous connaissions.

Observation XXXII. — Dans les premiers jours du mois de janvier, j'ai été appelé auprès de M. X..., goutteux d'ancienne date. Un accès semblable à ceux dont il était souvent atteint durait depuis trois semaines environ. Un orteil, un genou, puis l'autre pied avaient été successivement atteints. Les douleurs articulaires avaient cessé subitement la veille, et aussitôt il avait été pris d'une douleur dans le côté droit de la poitrine avec toux et gêne énorme de la respiration. L'auscultation n'apprenait rien. Il était 8 heures du soir; j'ai conseillé un lavement purgatif et l'administration d'une dose de Jaborandi pour le lendemain matin.

Quelques jours après, je rencontrais M. X... dans la rue, il me dit: « qu'à mesure qu'il avait sué et craché il avait senti son mal s'en aller, et qu'il avait été complétement guéri avant même d'avoir fini de suer. »


## IV. — Rhumatisme musculaire.

Trois cas de rhumatisme musculaire ont été soumis au Jaborandi; les douleurs ont toujours cédé à une, deux ou trois sudations.

L'un des malades eut des accidents assez singuliers du côté

des voies urinaires (obs. XXII), ce qui ne retarda en rien sa guérison ; les autres furent soulagés sans la plus petite complication.

Comme dans la plupart des affections *à frigore*, le pilocarpus
répond ici à l'indication causale ; il sera donc avantageusement employé dans ces conditions, soit seul, soit qu'on l'associe aux courants
électriques intermittents. L'observation XXXIII relate un des cas dont
nous venons de parler.

Observation XXXIII. — X... (François), âgé de 34 ans, ancien professeur,
entré le 1er novembre à l'hôpital Beaujon, salle Saint-Louis, n° 1. *Rhumatisme
musculaire.*

L'affection a débuté, il y a huit jours, à la suite d'un refroidissement. Ce
fut d'abord un torticolis, puis une omodynie. Aujourd'hui, les masses musculaires des cuisses sont surtout douloureuses, au point que la marche est presque impossible. Les mouvements des épaules sont très-gênés.

2. — 4 *grammes de feuilles de Jaborandi ;* action peu énergique.

3. — L'épaule droite n'est plus douloureuse, ses mouvements sont très-
libres. Même état des autres muscles. *Jaborandi 4 grammes.* Sueur et salive
très-abondantes.

4. — Soulagement manifeste. L'épaule gauche va bien. Les masses musculaires ne sont plus douloureuses spontanément.

5. — Le malade va très-bien et s'est levé hier, pendant 3 heures.

15. — X... se portait très bien ; il était employé dans la salle et aidait les
infirmiers. Hier, il a été repris de violentes douleurs dans les lombes et les
cuisses. *Jaborandi,* 20 *grammes d'élixir.* Grande sudation.

16. — Complétement guéri ; il ne lui reste qu'un peu de courbature.

## V. — AFFECTIONS THORACIQUES.

### 1° PNEUMONIE.

Le Jaborandi a été employé dans trois cas de pneumonie. Le premier cas, très-simple, a guéri en 6 jours ; le pilocarpus a été donné
trois fois, à partir du deuxième jour de la maladie ; la période où le
souffle exista seul n'a eu qu'une durée de 15 à 20 heures au plus
et l'apparition des râles de retour a suivi la deuxième administration
du médicament. Dans le deuxième cas, plus sérieux, le souffle qui
commençait à apparaître au 6e jour de la maladie ne fut pas beaucoup diminué quant à sa durée, puisque le râle de retour n'apparut
que le 8e jour ; mais il existait des signes de bronchite qui furent
très-rapidement modifiés ; en outre, plusieurs symptômes disparu-
rent (insomnie, albuminurie). Mais le médicament fut donné, croyons-
nous, à doses trop répétées, eu égard à la nature un peu frêle du
malade ; de plus, un refroidissement survint pendant la sudation
et fut l'origine d'un état catarrhal des petites bronches ; affaibli
par ces diaphorèses répétées et par cette complication, le convales-

cent tomba dans un état adynamique (prostration, sueurs, etc.),
qui céda en deux jours, d'ailleurs, à l'alcool morphiné. La guérison
fut complète. (Obs. XXXIV.)

Observation XXXIV.—M... (Jérémie) âgé de 40 ans, homme de peine, entre
le 1er novembre à l'hôpital Beaujon, salle Saint-Louis, n° 28.

*Pneumonie aiguë du côté droit avec état catarrhal des petites bronches.*

Santé habituellement bonne, mais constitution assez frêle.

Début de la maladie, 4 jours avant l'entrée, par un violent frisson, immédiatement suivi de point de côté.

A l'entrée, la maladie passe à la seconde période ; on entend encore un peu
de crépitation, avec un souffle très-fort dont le maximum se perçoit en avant,
au-dessous de la clavicule ; râles ronflants et vibrants en arrière, dans toute la
hauteur du poumon droit.

2. — On donne 1 *gramme d'extrait saccharin de Jaborandi.* La suée dure
3 heures ; elle est très-abondante ainsi que la salivation ; le malade mouille
trois chemises (T. 38,8. P. 96).

3. — Grande amélioration sur l'état d'hier, au point de vue des signes physiques : En avant du pli de l'aisselle, le souffle est beaucoup moins rude que
hier ; il est mélangé de crépitations rares et très-fines. Les râles ronflants
perçus en arrière ont disparu, il ne reste plus que quelques rares ronchus humides. La nuit a été très-bonne ; le malade avait une insomnie persistante
depuis le début de sa pneumonie (T. 38,2, P. 96) ; 1 *gramme d'extrait de Ja-*
*borandi.*

4. — Salive et sueur ont été très-abondantes ; plus de crépitation ; souffle
comme hier (T. 38,2. P. 100).

5. — Début du râle de retour. Le malade est un peu abattu, sa peau est très-
sèche (T. 39,6. P. 100). On donne 1 *gramme d'extrait de Jaborandi.* Beaucoup
de salive et de sueur ; il s'est un peu refroidi pendant la diaphorèse. L'urine
contenait une petite quantité d'albumine, 2gr20 par litre.

6. — Même état de la poitrine (T. 39,2. P. 94). L'urine ne renferme que des
traces inappréciables d'albumine.

7. — Le souffle a complétement disparu. Les râles de retour sont gros et bulleux ; râles humides en arrière ; expectoration mousseuse, blanc-jaunâtre,
très-abondante.

8. — Depuis hier, le malade sue abondamment ; il est tombé dans une sorte
d'état adynamique et de dépression, causé probablement par l'excès de Jaborandi, car la température s'est abaissée à 38,1 et le pouls à 80. En avant de la
poitrine, râles moins nombreux ; même état en arrière ; il y a donc amélioration
de ce côté.

9. — La suée continue, presque profuse. Les lésions pulmonaires ont encore
diminué, mais le malade est dans un grand abattement. On lui donne une potion
dite illico (alcool, morphine).

10. — Moins de sueur, moins d'abattement et de pâleur. Illico.

11. — Se trouve très-bien (t. 37,4. P. 72). Les sueurs ont cessé. Il ne reste plus
dans le poumon que des signes atténués de catarrhe bronchique.

Le malade a très-faim et demande à se lever.

12. — Id. On lui permet de se lever un peu.

14. — Sort de l'hôpital complétement guéri.

Dans le troisième cas de pneumonie, on n'usa du Jaborandi que comme d'un moyen extrême. Les effets thérapeutiques furent à peu près nuls ; la maladie passa quand même à l'hépatisation grise ; la congestion pulmonaire du côté gauche persista. L'urée, au lieu de diminuer, augmenta de 4 grammes dans les 24 heures ; seule, la température subit sa défervescence habituelle et descendit de 0,2, puis de 0,9 pendant la deuxième sudation : mais cette amélioration très-relative fut de courte durée, et le malade mourait en 10 jours de sa pneumonie. Voici l'observation :

OBSERVATION XXXV.—L... (Alexandre), âgé de 51 ans, maçon, entre le 20 juin à l'hôpital Beaujon, salle Saint-Louis, n° 17.

*Pneumonie de toute la hauteur du poumon droit. Mort.*

L'affection a débuté le 15 juin. A l'entrée, souffle et pectoriloquie dans les $^2/_3$ supérieurs du poumon droit ; crépitation fine en bas ; herpès labialis ; pas de crachats ; dyspnée des plus grandes. *Large vésicatoire ; alcool.*

22. — Le poumon droit est pris dans toute sa hauteur : souffle généralisé. Le malade est très-affaibli, haletant, pâle, très-agité ; congestion pulmonaire à gauche ; subdelirium ; agitation. En somme, l'état général est très-grave.

Urine 1000cc, rouge sang, très-albumineuse, contenant peu d'acide urique et 84 grammes d'urée (T. 40, P. 115, R. 40). Afin de produire une poussée vers la périphérie, on donne 4 *grammes de feuilles de Jaborandi :* 500 grammes de salive ; sueur abondante.

23. — Même état. Aucune amélioration ne s'est produite ; léger épanchement dans le péricarde, pouls très-petit (T. 39,8, P. 120, R. 50) ;

Urine 1000cc très-albumineuse, contient 38 grammes d'urée. On donne 4 *grammes de Jaborandi.* La salivation et la sueur sont très-abondantes ; un mieux sensible se produit pendant la sudation après laquelle la température baisse à 39,1.

24. — La pneumonie passe au troisième degré. Le malade est dans un état semi-comateux. Soubresauts des tendons (T. 40,8, P. 124, R. 68). Urine 840. On revient à l'*alcool.*

25. — Mort à 7 heures du matin.

L'autopsie justifie le diagnostic.

*En résumé :* 1° Le Jaborandi pourrait rendre des services au début des pneumonies franches, en modérant l'intensité de la congestion pulmonaire (obs. IX et XXIX) et à titre d'antiphlogistique. Son utilité serait médiocre dans la pneumonie confirmée.

2° On graduera exactement le nombre des sudations avec le degré de résistance du malade, afin de ne point déterminer chez celui-ci un état adynamique, ainsi qu'il est arrivé dans notre observation XXXIV.

3° Une diminution de la température a, dans les trois cas, immédiatement suivi l'action du pilocarpus ; dans une observation, l'albumine a disparu dans l'urine, du jour au lendemain, et l'insomnie a cessé.

4° Le Jaborandi n'a été d'aucune utilité dans un cas de pneumonie grave, avec hépatisation grise, et qui s'est terminée par la mort.

### 2° PLEURÉSIE.

Nous n'avons qu'une observation personnelle (observ. XXXVII), mais M. Gubler recommande le Jaborandi dans la pleurésie sèche incipiente, et au début des pleurésies ordinaires : il serait moins efficace quand cette affection se complique d'un épanchement considérable. M. le D$^r$ Maillard a bien voulu nous envoyer le récit d'un cas intéressant qu'il a traité dans son service à l'hôpital de Dijon, et que nous rapportons dans l'observation XXXVI.

OBSERVATION XXXVI. — Il s'agit d'un cavalier, au troisième jour d'une pleurésie diaphragmatique droite parfaitement caractérisée. La dyspnée et la douleur étaient des plus intenses. Après quatre jours d'un traitement énergique, le malade allait un peu mieux du côté de sa pleurésie, quand il lui survint un catarrhe des petites bronches des deux côtés de la poitrine, perceptible dans tout le poumon gauche et dans toute la portion du poumon droit où l'épanchement qui existait en arrière permettait de l'entendre. Mon interne l'avait fait vomir la veille au soir ; la poitrine était couverte de vésicatoires. Je songeai au Jaborandi, malgré l'extrême faiblesse et un commencement d'asphyxie. Il sua et cracha abondamment, puis éprouva une grande amélioration. Deux jours après, je lui en donnai une nouvelle dose qui eut aussi un excellent résultat. Dans ce cas, l'épanchement, qui n'était pas considérable, fut, en même temps que la bronchite, notablement modifié par le Jaborandi.

Donc, le Jaborandi a réussi dans la pleurésie sèche et dans la pleurésie simple, mais seulement à leur début ; son emploi a calmé des accidents asphyxiques graves dans un cas de pleurésie diaphragmatique, qui s'était compliquée de catarrhe des petites bronches à caractère suffocant. *A priori*, la pleurésie serait, plutôt que la pneumonie, une indication de pilocarpus, en raison des quantités assez considérables de liquide que celui-ci peut soustraire à l'économie dans un court espace de temps.

### 3° BRONCHITE AIGUE ET CHRONIQUE. — BRONCHORRÉE. — EMPHYSÈME PULMONAIRE. — ASTHME. — LARYNGITES. — GRIPPE.

Nous possédons 8 observations de malades atteints d'une ou plusieurs de ces affections, et M. Gubler a présenté à la Société de thérapeutique, dans sa séance du 10 février, l'histoire de 5 cas d'asthme traités avec succès.

Dans la *bronchite aiguë*, les résultats favorables ont été incontestables et l'amélioration très-rapide : les râles vibrants ont pris, après une ou deux sudations, le caractère humide ; la toux, la dysp-

née et les symptômes généraux ont été très-amendés de suite.
(Obs. XXXVII.)



Observation XXXVI. — E. Amyot, 50 ans, badigeonneur, salle Saint-Louis
(Beaujon), n° 8. — Entré le 8 novembre 1874. — *Bronchite aiguë et pleurésie
sèche.*

Début il y a quatre jours. Toux fréquente, peu d'expectoration. Point latéral droit très-intense; frottements pleuraux peu étendus; symptômes généraux assez accusés; râles vibrants dans les deux poumons; inappétence.

9. — 5 *grammes de Jaborandi.* La sueur et la salive sont rendues en abondance. Après la sudation, appétit très-vif ; sensation de bien-être; plus grande facilité de la respiration.

10. — Les râles vibrants ont disparu en grande partie et ceux qui restent ont pris un caractère bulleux ; le frottement paraît avoir diminué; le malade tousse beaucoup moins ; plus de fièvre. On donne 5 *grammes de Jaborandi :* hypercrinies considérables.

11. — Amélioration des signes physiques. Plus de sibilance; râles bulleux beaucoup plus rares. Quelques frottements perceptibles seulement dans les inspirations profondes. Il se trouve très-bien ; dort et mange comme à l'ordinaire.

12. — Même état.

12. — Sort complétement guéri.


La *bronchorrhée* (obs. IX) a été très-diminuée dans un cas avec une sudation ; avec deux, dans un autre cas ; mais l'amélioration obtenue a été très-transitoire et nos malades n'étaient pas assez résistants pour supporter des administrations répétées du pilocarpus. Pendant la diaphorèse, les mucosités sont plus facilement détachées et expulsées; puis, quand l'action hypercrinique est terminée, l'expectoration diminue singulièrement de quantité pendant un ou deux jours ; comme dans la bronchite aiguë, la toux et la dyspnée sont très-amendées.

Mais c'est dans l'*emphysème pulmonaire* compliqué de bronchite que nous avons obtenu les meilleurs résultats. Comme on le verra par la lecture des observations XXXVIII et XXXIX, la dyspnée, la respiration sifflante et les accès de suffocation sont le plus souvent calmés de suite. La bronchite, si tenace chez les emphysémateux, est quelquefois arrêtée dans sa marche, et toujours heureusement modifiée.

Observation XXXVIII. — M... (Louise), âgée de 16 ans, blanchisseuse, entre le 4 juillet à l'hôpital Beaujon, salle Sainte-Marthe, n° 6.

*Emphysème avec accès d'asthme et bronchite intercurrente.*

Cette malade est restée à l'hôpital pendant près de six mois. Elle vaquait habituellement aux soins de la cuisine ; mais dans les premiers temps de son séjour, elle était prise presque tous les jours de violents accès d'asthme : la dyspnée était à son comble, les inspirations pénibles et très-sifflantes, la face et les mains devenaient violacées, etc. Il suffisait chaque fois d'une dose de Jaborandi pour couper court à ces formidables accidents. Peu à peu les accès s'éloignèrent et ne revinrent plus qu'une fois par semaine : le Jaborandi les calmait toujours.

En septembre, la malade prit une bronchite aiguë : les sifflements, les suffocations devinrent permanents : les deux côtés de la poitrine étaient remplis de ronchus vibrants et sibilants. Assise sur un fauteuil, la face violacée, la bouche ouverte, la malade faisait, pour respirer, les plus grands efforts; on administra 30<sup>cc</sup> *d'élixir de Jaborandi.* Après la suée, elle put se coucher et s'endormit. Le lendemain, seconde administration du médicament. Dans la soirée, les râles étaient devenus humides, la suffocation avait cessé, la respiration qui s'entendait auparavant à distance n'était plus sifflante; l'amélioration avait été surprenante. La malade se levait dans la journée du lendemain.

Depuis cette époque jusqu'au moment de sa sortie, chaque nouvel accès de suffocation fut toujours presque subitement arrêté par une dose de Jaborandi.

OBSERVATION XXXIX. — Charles F..., 27 ans, cocher, Hongrois, entré le 25 septembre, salle Saint-Louis (Beaujon).

*Bronchite aiguë chez un emphysémateux.*

L'emphysème date de 8 ans. S'enrhume facilement. Pendant la guerre de 1866, pris d'une bronchite aiguë à la suite de laquelle la respiration est devenue courte, difficile, sifflante ; sauf cela, bonne santé habituelle.

Il y a cinq jours, refroidissement, le corps étant couvert de sueur, se mit à tousser le lendemain ; un peu de fièvre au début.

A son entrée : dyspnée violente ; respiration pénible, courte, sifflante : le malade est assis sur son lit ; tous ses muscles inspirateurs sont tendus ; grande angoisse respiratoire ; la toux est incessante, l'expectoration très-abondante est constituée par des crachats blancs mousseux.

A l'auscultation, les deux côtés de la poitrine sont remplis de râles vibrants, ronflants, sifflants ; le sifflement s'entend à distance.

La fièvre est tombée hier. Constipation, inappétence, langue saburrale, insomnie causée par la toux et l'anxiété respiratoire.

On administre 1 gr. 20 *d'extrait de Jaborandi.* La salivation commence un quart d'heure après et la sueur au bout de 22 minutes ; toutes deux sont très-abondantes et durent pendant 2 heures. Au moment où la sueur commençait à décliner, le malade eut un vomissement bilieux, mais il avait mangé de la soupe avant l'administration du médicament et bu copieusement pendant son action.

Pendant la suée, une certaine amélioration s'est déjà produite : le malade a une sensation de bien-être ; il peut se coucher sans que la respiration en soit gênée, en outre l'expectoration diminue.

La journée est très-bonne, l'essoufflement diminue ; sommeil pendant toute la nuit.

25. — L'amélioration se prononce de plus en plus. Le malade est couché dans son lit; il a moins craché, il tousse moins, l'angoisse a disparu. Plus de sifflement.

A l'auscultation, la respiration est encore obscure : les râles sibilants ont considérablement diminué ; les poumons se dégagent.

La langue est moins sale, le malade demande instamment à manger.

26. — Les sifflements et les râles ont disparu ; la respiration reste très-obscure. La guérison de la bronchite est complète. Les lésions de l'emphysème persistent seules.

Bon appétit. Sommeil parfait.

29. — Sort de l'hôpital.


On a vu dans l'observation XXXVIII le Jaborandi arrêter les accès d'*asthme*, et M. Gubler a parfois fait avorter complétement une crise d'asthme, en donnant le Jaborandi dès qu'apparaissaient les premiers symptômes de dyspnée. Dans les autres cas, le savant professeur a constaté les effets suivants : Au bout de 15 à 30 minutes, quand apparaissait la salivation, les malades commençaient à se sentir soulagés ; la dyspnée diminuait et, au lieu de cette sibilance exagérée perçue à l'auscultation, que l'on observait au début de la crise, on entendait des râles humides et gros dans la plus grande partie des poumons. Bientôt, la difficulté de respirer cessait et l'accès d'asthme était terminé en moins d'une heure.

Quant à la *grippe*, M. Gubler a pu, dans un cas, l'enrayer d'emblée avec une sudation. M. le D$^r$ Maillard a fait les mêmes observations.

*En résumé* : 1° L'emploi du Jaborandi est formellement indiqué dans le traitement des *bronchites aiguës et chroniques* , de la *bronchorrée*, de l'*emphysème* avec bronchite, des accès d'*asthme* et de *grippe*.

2° Il pourra servir à calmer les accès de suffocation et la dyspnée dans l'asthme et l'emphysème ; à enrayer la grippe et les accès d'asthme à leur début.

3° Dans le cas de bronchorrhée, il servira à tarir momentanément le flux muqueux, et à faciliter l'expulsion des mucosités. Antagoniste de l'atropine, il remplira pourtant ici les mêmes effets que celle-ci.

4° Par analogie, les *laryngites* réclameront aussi l'emploi de la sudation : dans un cas d'enrouement subit, au début d'une laryngite avortée, nous avons vu la voix revenir peu à peu pendant que s'accomplissaient les effets diaphorétiques du pilocarpus.

C'est, en un mot, dans les affections catarrhales aiguës et chroniques de l'appareil respiratoire que le Jaborandi produit les meilleurs résultats.


VI. — MALADIE DE BRIGHT ET DIVERSES VARIÉTÉS D'ALBUMINURIE.


Ce chapitre est fondé sur l'étude comparée des quatre observations très-complètes de Brightiques, qui ont été soumis au Jaborandi à

doses répétées et sur 9 observations où diverses variétés d'albuminurie ont été étudiées.

Au premier abord, cette affection dans le traitement de laquelle on
emploie assez communément les bains de vapeur semble, à la première période, être une de celle qui doit le mieux s'accomoder du
Jaborandi : le rein est congestionné, il est donc utile de diminuer
l'afflux du sang dans ses vaisseaux, et par conséquent, son travail
fonctionnel ; le tissu conjonctif est infiltré de sérosité ; avec des
moyens de spoliation aussi puissants que la sudation et la salivation,
on doit, surtout si on les renouvelle fréquemment, pouvoir aider à
l'élimination de cette sérosité, bien mieux et avec moins d'incon-
vénients que si l'on usait des diurétiques qui sont contre-indiqués au
début de la maladie; nous allons voir si l'observation a vérifié ces
données théoriques et rationnelles.

## A. Maladie de Bright.

L'observation XL résume brièvement et en bloc l'histoire de l'un
de nos malades. On trouvera disséminées dans le cours de ce mémoire et dans les tableaux 1 à 9 tous les détails complémentaires
concernant l'analyse des urines, l'étude de la température et du
pouls, etc., qu'il était inutile de reproduire ici.

Observation XL. — D.., (Charles), 48 ans, garçon de chantier, entre à l'hôpital Beaujon le 10 octobre 1874, salle Saint-Louis, n° 8. — *Maladie de
Bright.*

D... se dit malade depuis deux mois; mais il avait ressenti, l'année dernière, des douleurs de reins avec irradiations dans l'abdomen; et plusieurs
fois, il avait remarqué un très-léger degré d'œdème péri-malléolaire. Ces accidents n'eurent, d'ailleurs, qu'une courte durée.

Il y a deux mois, à la suite d'un refroidissement, il fut pris de douleurs de
ventre, de vomissements avec douleur lombaire très-vive et fièvre assez forte.
Les accidents aigus se calmèrent peu à peu, il ne resta après 15 jours que
des douleurs lombaires. Il y a huit jours, reprise de tous les accidents, apparition d'œdème qui, d'abord malléolaire, envahit en quelques jours toute la
partie inférieure du corps : en même temps survinrent, et de la toux et un léger
degré de dyspnée.

Au moment de l'entrée, l'œdème est très-accusé, les bourses et la verge sont
complétement infiltrées; un peu de liquide dans le péritoine; douleurs lombaires; rien au cœur; quelques râles humides à la base des poumons. Les diverses fonctions s'accomplissent normalement ; inappétence et très-léger état
gastrique.

L'urine rendue est de 800 à 1000 grammes environ, au dire du malade ; elle
contient beaucoup de sang, une grande quantité d'albumine (18 grammes), peu
d'urée, et un dépôt considérable formé d'hématies, de leucocytes, de tubuli
à divers états d'altération.

Du 10 au 22. — La moyenne de l'urine totale recueillie dans cette première période est de 925 centimètres cubes par jour. L'anasarque a augmenté ; le malade ne se lève plus ; les douleurs lombaires sont assez vives ; un peu de céphalalgie.

22. — Administration *du Jaborandi* 20 *grammes d'élixir*. Sueur et salivation très-considérables.

23. — Grand soulagement. Pendant la suée, grand sentiment de bien-être ; disparition des douleurs lombaires qui sont, ce matin, moins fortes que les jours précédents. Diminution très-notable de l'œdème, visible surtout aux bourses qui sont flétries, flasques et ont perdu plus d'un tiers de leur volume.

24. — L'amélioration continue. L'appétit est revenu ainsi que le sommeil.

26 au 1er novembre. — 3 *administrations de Jaborandi*. Le 26, le malade avait eu une nuit très-agitée. La toux avait augmenté depuis la nuit, et chaque secousse de toux déterminait des douleurs lombaires très-pénibles. L'enflure avait un peu augmenté sur la veille.

Le Jaborandi produisit une fois des effets très-considérables ; deux fois son action fut moindre. Chaque administration fut suivie d'un bon résultat, et le 1er novembre, l'enflure avait encore diminué, les bourses étaient revenues à leur état normal, la toux était moins fréquente, les râles humides avaient presque complétement disparu ; le malade se trouvait très-bien, ne souffrait plus des reins, ne se plaignait plus de dyspnée, dormait et mangeait bien, se levait chaque jour, avait pu rester une demi-journée au jardin et s'y promenait sentant ses forces revenir, et réclamait avec insistance l'usage du Jaborandi. L'amélioration était incontestable ; en outre, les urines étaient moins chargées, ne contenaient plus que des traces de sang, et leur dépôt de tubuli et de pus avait diminué de plus de moitié : 1/2 cent. cub. pour 30 cent. cub. au lieu de 2 cent. cub.

Du 1er au 10 novembre. — 4 *administrations de Jaborandi ;* deux fois, sudation d'intensité moyenne ; deux fois, sudation faible avec salivation très-abondante. Pendant les premiers jours de cette période, il y a eu des alternatives de bien et de mal ; le malade a ressenti quelquefois des coliques ; ayant mangé beaucoup après une suée, il eut une indigestion ; après un refroidissement pendant la sueur, la respiration devint obscure aux deux bases et quelques râles humides disséminés reparurent à l'auscultation ; les malléoles devinrent plus œdématiées, mais les bourses n'enflèrent pas ; il y eut quelques signes d'embarras gastrique, et l'on donna le 4 novembre 20 grammes de séné. Au contraire, pendant la seconde moitié de cette période, tous les symptômes s'amendèrent, et, du 5 au 10 novembre, le malade se trouva mieux encore qu'à la fin de la première période ; il n'y avait plus de liquide dans le péritoine, et l'enflure avait diminué. L'urine ne contenait plus de sang, son dépôt n'atteignait que 2 à 3 millimètres par 30 cent. cub. d'urine et contenait plus de leucocytes que de tubuli du rein.

Du 10 au 20. — 3 *administrations de Jaborandi* dont deux donnèrent des sudations extrêmement abondantes. Cette période fut la meilleure ; elle a été marquée par un sentiment de bien-être, le retour des forces, la diminution de l'œdème des malléoles, la coloration plus vive de la face, en un mot, par l'amélioration évidente de tous les symptômes aussi bien que de l'état général. Plus de sang dans l'urine dont la couleur est devenue beaucoup plus claire et dont le dépôt est très-minime.

20 au 30. — 3 *administrations de Jaborandi ;* une sudation très-énergique. Cette 4e période commence celle de la décroissance. L'enflure reparaît aux bourses et aux malléoles, malgré les sudations. Il survient de la céphalalgie, des ver-

tiges, des bourdonnements d'oreilles, des éblouissements. La sudation fait diminuer tous les symptômes pendant 24 heures seulement. Les forces diminuèrent, l'appétit fut moins constant, le sommeil plus agité. La face reprit peu à peu sa coloration terreuse et mate du début. L'urine ne redevint pas sanguinolente, mais son dépôt s'éleva à 1 cent. cub. pour 30 cent. cub. d'urine.

Du 1er au 30 décembre.—On cessa les administrations de Jaborandi. La décroissance de la 4e période continue et augmente rapidement. Alors les symptômes s'aggravèrent; l'enflure reprit ses proportions antérieures ; les forces déclinèrent ; le malade dut garder le lit. L'urine contenait beaucoup de sang ; son dépôt s'élevait à 2 cent. cub.

Le malade quitta l'hôpital Beaujon en très-mauvais état, dans les premiers jours du mois de janvier 1875.

Pendant ces cinq périodes, la température était restée à peu près stationnaire. Les moyennes de chaque période sont :

<pre>
37,2  et  80  pour la 1re période.
37     »  80    »    2e    »
37     »  78    »    3e    »
37,3   »  82    »    4e    »
37,4   »  82    »    5e    »
</pre>

Il résulte de cette observation que le Jaborandi paraît avoir amélioré, à la fois, un certain nombre de symptômes et l'état général. Mais, au bout d'un temps assez court, le médicament, tout en produisant ses effets physiologiques, n'a plus exercé sur la maladie et sur ses symptômes l'influence favorable constatée indubitablement dans les premiers temps; l'affection a suivi sa marche habituelle, après avoir été arrêtée dans son évolution rapide pendant une vingtaine de jours environ.

Notre deuxième observation a donné des résultats analogues. Le malade qui fait le sujet de la troisième observation XLI est mort d'une complication pulmonaire ; le Jaborandi, employé à trois reprises différentes, n'avait déterminé que des hypercrinies très-faibles et son action s'était épuisée sur le tube digestif, plutôt que sur le tégument externe ; cependant quelques symptômes avaient semblé rétrograder, mais d'une façon beaucoup moins nette et moins durable encore que dans les deux premières observations. Voici, en résumé, l'histoire de ce malade (observation XLI).

OBSERVATION XLI. — X..., âgé de 50 ans, inspecteur des chaussées. Salle St-Louis, n° 24. Entré le 10 décembre à l'hôpital Beaujon.

*Maladie de Bright chez un alcoolique.*

Malade depuis 6 mois environ. Début par fièvre, vomissements, douleurs lombaires, coliques, état gastrique. Apparition de l'œdème malléolaire au bout d'un mois de maladie. Alcoolisme habituel et n'ayant pas cessé pendant ces accidents.

A l'entrée, œdème généralisé et considérable aux membres inférieurs, au tronc, à l'abdomen et aux bras. Paupières tuméfiées, mais rien dans le reste de la face. Ascite. Beaucoup de liquide dans les genoux. Œdème pulmonaire : râles humides et sans crépitation dans toute la hauteur des deux poumons; toux incessante, dyspnée considérable. Au cœur, souffle léger au premier temps de la pointe. Malaise et courbature générales. État général très-mauvais ; affaiblissement de toutes les fonctions.

14. — Même état. On administre 40 *grammes d'élixir, représentant 8 grammes de feuilles de Jaborandi.* Très-peu de sueurs : 100cc de salive ; vomissements répétés ; 2 litres de liquide ; le malade ayant bu dans sa journée un pot de tisane seulement, d'un litre environ. Pendant l'action du Jaborandi, il n'a éprouvé d'autre sensation que celle produite habituellement, disait-il, par une forte dose de vin chaud.

Urine 1100cc, densité 1010, contenant 5 gr. 06 d'albumine.

15. — Les vomissements se sont prolongés jusqu'à 10 heures du soir. Ce matin, le malade est un peu absorbé, mais il se trouve mieux, respire plus facilement ; les bourses ont diminué de moitié ; rien ne paraît changé dans l'œdème des autres parties. Un peu de diarrhée pendant la nuit. Soif très-vive. Bouche très-sèche.

Urine 600cc. Densité 1012, contenant 5 gr. 10 d'albumine.

16. — Même état. La bouche est toujours très-sèche. Les bourses paraissent avoir augmenté. On donne 4 *grammes de feuilles de Jaborandi.* Au moment où commençait la suée, le malade s'est levé et a marché, en chemise, dans la salle : recouché, il a été impossible d'obtenir qu'il restât couvert. Grande moiteur, mais pas de sueur véritable. 150cc de salive. Diarrhée et vomissements abondants.

Urine 644cc. Densité 1010, contenant 2 gr. 73 d'albumine.

17. — Les bourses ont désenflé considérablement, mais l'œdème des autres parties du corps n'a pas varié.

Urine 425cc. Densité 1012, contenant 2 gr. 63 d'albumine.

18. — L'œdème des jambes a diminué quelque peu, mais les forces ont beaucoup baissé.

Urine 1100cc. Densité 1009, contenant 2 gr. 90 d'albumine.

19. — Même état. 5 gr. *de feuilles de Jaborandi.* Très-peu de sueur. 100c de salive. Beaucoup de vomissements et de diarrhée. Urine 1275cc. Densité 1010. Albumine 3 gr. 21.

20. — L'enflure a persisté. L'état général ne s'est nullement amélioré. Cependant la dyspnée a diminué un peu.

Urine 770cc. Densité 1010. Albumine 2 gr. 88.

21. — L'enflure a beaucoup augmenté ; douleurs de reins contusives; dyspnée intense ; la poitrine est pleine de râles humides et de ronchus vibrants.

Urine 1000cc. Densité 1010. Albumine 4,04.

24. — Complication d'une pneumonie droite occupant les 2/3 inférieurs du poumon.

27. — Mort.

Nous allons maintenant classer en détail les effets produits par le Jaborandi dans les trois cas en question.

A) *Effets sur divers symptômes et sur l'état général pendant la période d'amélioration.* — On sait combien les malades atteints d'anasarque suent difficilement ; les moyens que la thérapeutique met ordinairement en usage contre ce symptôme sont les spoliations de toute nature, sudorifiques, diurétiques, purgatifs, etc. Or, le premier fait qu'il faille remarquer ici, c'est que, dans tous les cas, les malades ont sué et salivé, à degrés très-variables, il est vrai ; depuis la simple moiteur jusqu'à la sudation profuse; depuis 100$^{cc}$ jusqu'à plus d'un litre de salive. Le sujet de l'observation XLI, chez lequel la diaphorèse et la sialorrhée ont été très-peu accentuées, a éliminé par la voie gastro-intestinale : dans ce cas, il y a déviation des effets du Jaborandi, mais la spoliation n'y a rien perdu. Voilà un premier point très-important dont nous allons avoir la preuve :

Un deuxième fait s'est montré d'une façon constante, au moins pendant les premières administrations du médicament, c'est la diminution de l'œdème, malgré la diminution correspondante de la quantité d'urine qui dans les observations XL et XLI a été, en moyenne, de 352$^{cc}$, soit 27.9 0/0 et de 409$^{cc}$, soit 40.6 0/0.

(Obs. XL.)

$$\text{Avant la sudation, quantité d'urine} = 1{,}264$$
$$\text{Pendant} \quad - \quad - \quad = \quad 912$$
$$\text{Diminution} \quad = \quad 352 = 27.9 \ 0/0.$$

(Obs. XLI.)

$$\text{Avant la sudation, quantité d'urine} \quad 1{,}006$$
$$\text{Pendant} \quad - \quad - \quad 597$$
$$\text{Diminution} \quad 409 = 40.6 \ 0/0.$$

Plus tard, même, à la période où le Jaborandi ne peut plus rien pour entraver la marche de la maladie, on observe souvent, après chaque administration, une diminution très-passagère de l'œdème (surtout aux bourses). Cependant, M. Gubler a vu, dans ces conditions, mais très-exceptionnellement à la vérité, que loin d'amener une diminution de l'œdème, le Jaborandi avait accru quelque peu l'infiltration séreuse, comme si l'irritation sécrétoire, absente des glandes sudorales, ne s'était fait sentir que dans les mailles du tissu conjonctif sous-cutané.

Les douleurs lombaires et les œdèmes internes (pulmonaires), ont disparu pendant le temps qu'avait duré l'amélioration : ce troisième fait reconnaît les mêmes causes que les deux précédents.

Nous notons parmi les autres symptômes, la céphalalgie, les bourdonnements d'oreilles, la toux, l'insomnie, l'inappétence, dont la disparition a marche de pair avec la diminution de l'anasarque et des douleurs lombaires.

L'état général a, dans deux cas, suivi la même marche : retour progressif des forces, nutrition meilleure et que l'étude des urines

confirmera tout à l'heure, aspect moins cachectique de la face,
sensation de bien-être, etc.

Le sang a disparu des urines, le dépôt organique (tubuli et pus)
de celle-ci s'est réduit aux proportions les plus minimes; la congestion du rein et la desquamation des tubes de cet organe ont donc
subi une diminution, il y a donc eu *amélioration des symptômes,
de l'état général* et peut-être arrêt relatif dans le processus de la
lésion du rein.

A peu de différence près, les variations des divers principes de
l'urine, avant, pendant et après les sudations, se sont rapprochées
des taux que nous avons indiqués dans le paragraphe VIII. En voici
un exemple pour l'*urée* :

Avant la sudation. Obs. XL. Urée des 24 heures = 14 gr. 32
— — — = 11 gr. 12
Diminution............. 3 gr. 20

L'*albumine* a varié comme les éléments cristalloïdes de l'urine.
Elle a été dosée dans treize cas (10 pour l'obs. XL, 3 pour l'obs. XLI)
réunis dans le tableau n° 9.

**Tableau n° 9.** — *Influence du jaborandi sur la quantité d'albumine
contenue dans l'urine.*

| NUMÉROS. | DÉSIGNATION DES CAS. | QUANTITÉS D'ALBUMINE RENDUE. | | | | | | | | OBSERVATIONS. |
|---|---|---|---|---|---|---|---|---|---|---|
| | | AVANT | | PENDANT | | APRÈS. | | SURLENDEM. | | |
| | | par litre. | dans la quantité rendue. | par litre. | dans la quantité rendue. | par litre. | dans la quantité rendue. | par litre. | dans la quantité rendue. | |
| 1 | Maladie de Bright.... | 14.40 | 17.28 | 15.40 | 15.40 | 10.56 | 16.79 | 13.56 | 21.59 | |
| 2 | — | 15.96 | 21.22 | 18.48 | 18.43 | 8.16 | 11.17 | » | » | |
| 3 | — | 8.16 | 11.17 | 13.76 | 10.59 | 10.08 | 14.81 | 14.48 | 16.94 | |
| 4 | — | 15.36 | 20.42 | 15 20 | 14.44 | 12.08 | 15.46 | 14.52 | 17.35 | |
| 5 | — | 12.80 | 15.36 | 10 04 | 11.84 | 11.20 | 15.84 | 16.40 | 18.04 | |
| 6 | — | 13.96 | 16.05 | 14.08 | 11.12 | 12.40 | 15.09 | 14.22 | 18.76 | |
| 7 | — | 14.22 | 18.76 | 13.48 | 12.32 | 11.40 | 13.90 | 11.56 | 14.06 | |
| 8 | — | 11.56 | 14.06 | 14 60 | 10.07 | 10 » | 15.20 | 14.40 | 15.32 | |
| 9 | — | 11.64 | 11.29 | 11.08 | 9.66 | 14.84 | 14.84 | 13.32 | 14.03 | |
| 10 | — | 15.32 | 14.03 | 15 · » | 9.03 | 11.40 | 11.55 | » | » | |
| 11 | — | 4.60 | 5.06 | 9.92 | 5.10 | 4.24 | 2.73 | » | » | Sud. très-faible |
| 12 | — | 4.22 | 2.73 | 6.20 | 2.68 | 2.64 | 2.60 | » | » | id. |
| 13 | — | 2.52 | 3.21 | 4.08 | 2.88 | 4.04 | 4.04 | » | » | id. |

Dans 12 cas, l'albumine des 24 heures a diminué pendant la sudation ; une seule fois elle a augmenté de 0 gr. 89. Les abaissements

ont varié de 0 gr. 58 à 5 gr. 98 et 6 gr. 44. La moyenne générale a été de 3 gr. 85, soit 22.9 0/0 pour l'obs. XL, et de 0 gr. 09, soit 2.4 0/0 pour l'obs. XLI.

(Obs. XL.)

Avant la sudation. Albumine de 24 h. $=$ 15 gr. 96
Pendant    —         —           12 gr. 29

Diminution . . . . . . . $=$ 3 gr. 67 $=$ 22.9 0/0.

(Obs XLI.)

Avant la sudation. Albumine de 24 h.      3 gr. 66
Pendant     —         —           3 gr. 57

Diminution . . . . . . .    0 gr. 09  $=$ 2.4 0/0.

L'évaluation par litre donne au contraire une légère augmentation de 0 gr. 79, soit 5.9 0/0 pour l'obs. XL.

Pendant la sudation. Albumine par litre      14 gr. 12
Avant     —              —          13 gr. 33

Augmentation . . . . . . .    0 gr. 79  $=$ 5.9 0/0.

L'urine avait diminué de 27.9 0/0 ; l'albumine n'a pas diminué dans les mêmes proportions, parce que la proportion de ce principe contenue par litre d'urine a augmenté ; la différence qui existe entre 27.9 0/0 et 22.9 0/0 $=$ 5 0/0 est compensée à peu près par les 5.9 0/0 qui expriment l'excès de concentration de l'urine.

Un fait plus remarquable, c'est qu'au lendemain de la sudation, malgré l'augmentation de la quantité d'urine et l'excès de celle-ci sur la quantité du début, le chiffre de l'albumine ne revient pas au taux antérieur. Voici les moyennes : dans les obs. XL et XLI, l'albumine après la sudation a diminué sur le chiffre du début de 1 gr. 31, soit 8.2 0/0 et de 0 gr. 44, soit 12 0/0.

(Obs. XL.)

Avant la sudation. Albumine de 24 h. $=$ 15 gr. 96
Après     —           —          14 gr. 65

Diminution . . . . . .    1 gr. 31  $=$ 8.2 0/0.

Avant la sudation. Albumine de 24 h.      3 gr. 66
Après     —           —          3 gr. 22

Diminution . . . . . .    0 gr. 44 $=$ 12 0/0.

Ainsi, cela nous prouve que cette *diminution de l'albumine est bien réelle*, puisque dans l'observation XL, par exemple, l'albumine après la sudation est encore en baisse de 8.2 0/0 tandis que la quantité d'urine s'est élevée de 9 0/0 ; 1,400 — 1,264$^{cc}$ $=$ 136$^{cc}$ $=$ 9 0/0.

Nous rapportons encore ci-après une observation (XLII) de maladie de Bright où la diminution de l'albumine et l'amélioration de tous les symptômes ont suivi immédiatement l'emploi du Jaborandi :

OBSERVATION XLII. — X..., âgée de 20 ans. (*Obs. recueillie chez uue malade de la ville.*)

*Maladie de Bright aiguë.*

Pas de maladies antérieures ; léger état chlorotique durant depuis plusieurs années.

En juin, refroidissement après une nuit passée au bal ; quinze jours après, second refroidissement survenu un jour de purgation : la malade se trouva exposée à la pluie pendant un temps assez long.

Dans les premiers jours de juillet, violent mal de gorge qui nécessita deux journées de séjour au lit et qui céda à une abondante sudation. Depuis ce moment jusqu'à l'apparition de l'œdème, mademoiselle X... resta toujours souffrante, se plaignant de maux d'estomac et d'un état nauséeux permanent. On administra un vomitif ; puis, comme il existait un peu de constipation, on donna un verre d'eau de Pullna tous les deux jours. Cette médication ne fut suivie d'aucun résultat.

Le 20 juillet, la nuit avait été mauvaise, agitée ; le sommeil intermittent, avec rêvasseries et sentiment de malaise indéfinissable. Au réveil, la face était légèrement œdématiée ; le lendemain, les malléoles étaient prises, les membres inférieurs étaient considérablement enflés dans la soirée. L'urine, examinée à l'apparition de l'œdème, contenait une forte proportion d'albumine.

Prescription : eau de Vals ; vin de quinquina ; élixir de pepsine ; 2 pilules de Vallet ; frictions aromatiques.

22. — L'œdème a encore augmenté ; les mains et la partie postérieure du dos sont fortement enflées ; le gonflement de la face a légèrement diminué. La soif est très-vive, l'appétit nul ; pas de fièvre, insomnie, pas de douleurs de reins ; urine 1,500$^{cc}$, très-albumineuse.

23. — Même état. Pouls très-lent, 56 pulsations ; teinte jaunâtre des ailes du nez et du pourtour de l'orifice buccal ; sensation de pesanteur dans la région lombaire.

Urine 1 600$^{cc}$, contenant 15 grammes d'albumine par litre : 24 grammes dans la quantité rendue ; sédiment floconneux grisâtre, formé de flocons de mucus avec quelques tubules hyalins et granuleux et une petite quantité de cristaux d'oxalate de chaux.

26. — Même état. Les douleurs de reins se sont accentuées ; urine 1,500$^{cc}$, densité 1013.5, louche, très-acide, d'un jaune très-pâle, contenant 16 gr. 30 d'albumine par litre : 24 gr. 45 dans la quantité rendue ; sédiment plus abondant, contenant une grande quantité d'acide urique en gros cristaux teintés de jaune et une forte proportion de tubules à divers degrés d'altération.

Prescription : calomel ; 6 gouttes de teinture d'iode par jour, élixir eupeptique.

27. — Urine 2,000$^{cc}$, contenant 12 gr,50 d'albumine par litre : 25 grammes dans la quantité rendue ; urée 10 grammes par litre.

Le sédiment contient une énorme quantité d'acide urique et de tubules ; l'urine a une teinte rosée, elle renferme un peu de sang.

29. — L'enflure n'a pas varié aux membres inférieurs, mais elle a disparu aux membres supérieurs.

Un peu d'appétit. Pouls 70. Pesanteur lombaire,

Urine 2,000 contenant 8 gr. 20 d'alb. par litre, 16 gr. 40 dans la quantité, rendue.

Urée 15 gr. par litre. L'urine contient beaucoup de sang : le sédiment est très-abondant.

30. — *On administre une infusion de 4 grammes de Jaborandi* à 8 h. 40 du matin.

La salivation commence à 8 h. 45 ; à 9 h. le front se couvre de moiteur, la face rougit : à 9 h. 10, céphalagie ; à 9 h. 45, la peau devient moite sur tout le corps ; à 10 h. 30, la salivation diminue, mais la sueur acquiert son maximum d'intensité ; à 10 h. 40, la salivation et la sudation sont énormes ; à 1 h. 30, elles n'ont pas encore diminué et ce n'est qu'à 4 heures que toutes les deux prennent fin.

La malade a rendu un litre et un quart de salive ; elle a complétement mouillé trois chemises ; la literie est inondée de sueur.

31. — Les cuisses et les jambes sont complétement dégonflées ; les pieds sont encore un peu gros ; les genoux qui contenaient du liquide, n'en renferment plus une quantité appréciable. Grand sentiment de bien-être.

Urine 1,200cc, contenant 6 gr. d'alb. par litre : 7 gr. 20 dans quantité rendue. L'urine ne contient plus de sang.

2 août. — L'amélioration continue. Les urines se rapprochent peu à peu de l'état normal : elles ne donnent plus qu'un sédiment insignifiant, mais conservent leur état louche. L'albumine y est en proportion minime, de 3 à 4 grammes par litre. L'urée est à 18 grammes par litre. Quantité rendue, 1,500cc.

Comme les pieds sont toujours œdématiés, on administre une infusion de 4 grammes de Jaborandi à 8 h. 15 du matin. A 8 h. 20, début de la salivation ; à 8 h. 30, céphalalgie ; à 8 h. 50, début de la sudation ; à 10 h. 15, les hyper-crinies sont considérables ; à 10 h. 25, on peut ramasser la sueur sur le tronc et sur les jambes à l'aide d'une cuiller. Les sécrétions ne cessent qu'à 1 h. 30.

La malade a rendu 1,200cc de salive ; elle a mouillé 4 chemises. La sudation a été plus forte que la précédente fois.

Au commencement de la sudation, il y a eu peu d'abattement très-passager : et vers 10 h. 50, la malade a vu pendant quelques minutes des raies noires devant ses yeux.

3. — L'œdème a complétement disparu. La malade se sent très-bien, a bon appétit. Plus de douleurs de reins.

Urine 1,250cc, pâle, donnant un louche très-léger par la chaleur ; renfermant quelques rares tubules peu granuleux.

10. — Le mieux s'est maintenu. La malade reprend peu à peu ses forces. L'œdème n'a pas reparu.

L'urine est en moyenne de 13 à 1,500cc ; elle ne contient plus de tubules, mais quelques leucocytes et quelques cellules détachées des tubes de Bellini. Par la chaleur, elle louchit encore un peu, mais très-faiblement.

Nous n'avons pas pu suivre cette malade plus longtemps : aussi ne savons-nous pas si les effets obtenus ont été durables ; mais en tout cas, ils sont incontestables et remarquables surtout par leur instan-tanéité : la disparition de l'œdème et l'abaissement de la quantité d'albumine de 25 grammes dans les 24 heures à une proportion de

2 à 3 grammes au plus, ayant suivi deux administratio s de Jaborandi, qui déterminèrent la sudation et la salivation les plus considérables que nous ayons jamais observées (1).

B) *Effets sur la marche de la maladie.*

Nous avons indiqué plus haut les effets généraux du Jaborandi, sur la marche de la maladie : on peut les condenser en quelques mots : *amélioration évidente mais temporaire de l'affection.*

Deux choses prouvent bien qu'il en a été ainsi ; d'abord l'*étude des symptômes ;* ensuite l'*analyse des urines* et par conséquent du déchet des combustions ; nous nous en tiendrons à cette dernière, renvoyant aux observations par la partie symptomatologique.

Chez le malade qui fait le sujet de l'observation XL, les urines ont été examinées tous les jours ; les résultats des dosages ont été réunis dans le tableau n° 10 , par périodes de 10 jours, correspondant à celles de l'observation.

**Tableau n° 10.** — Observ. XL. — *Analyses des urines réunies par périodes correspondant aux phases de l'amélioration et à la décroissance de celle-ci.*

| PRNÍCIPES ÉLIMINÉS PAR L'URINE. | 1re PÉRIODE. DÉBUT de l'amélioration. 4 adm. de Jab. 10 jours. | 2e PÉRIODE. MARCHE ascensionnelle de l'amélioration. 4 adm. de Jab. 10 jours. | 3e PÉRIODE. ÉTAT. 3 adm. de Jab. 10 jours. | 4e PÉRIODE. DÉCROISSANCE de l'amélioration. 3 adm. de Jab. 10 jours. |
|---|---|---|---|---|
| Quantité d'urine | 1250cc | 1146cc | 1156cc | 1019cc |
| Urée — dans 24 heures | 13gr48 | 13gr20 | 13gr12 | 11gr04 |
| Urée — par litre | 10 90 | 13 27 | 13 26 | 11 26 |
| Acide urique — dans 24 heures | 0 602 | 0 617 | 0 610 | 0 600 |
| Acide urique — par litre | 0 496 | 0 541 | 0 540 | 0 627 |
| Chlorures — dans 24 heures | 8 23 | 7 05 | 7 31 | » |
| Chlorures — par litre | 6 58 | 6 30 | 6 32 | » |
| Albumine — dans 24 heures | 16 42 | 15 68 | 14 59 | 12 33 |
| Albumine — par litre | 13 48 | 13 47 | 12 79 | 12 82 |

Le point capital de ce tableau n° 10 est celui qui se rapporte aux *variations simultanées de l'urée et de l'albumine ;* tant que dure l'état de mieux, l'albumine diminue dans l'urine, en même temps que l'urée augmente. Dans la seconde période, l'albumine diminue de 4,5 0/0 ; dans la troisième de 11,1 0/0 ; l'urée, dans les mêmes périodes, augmente de 11,8 0/0 et de 10,7 0/0.

On peut conclure de ce fait que la période d'amélioration survenue pendant l'emploi du Jaborandi a été bien véritable, puisqu'elle se

(1) Aujourd'hui 20 septembre, la guérison est complète. Le diagnostic porté par nous avait été confirmé par M. le prof. Gubler appelé en consultation.

traduisait par une décroissance dans les symptômes, une diminution dans la quantité des matériaux éliminés en pure perte, et une augmentation presque proportionnelle des combustions ; il semblerait donc que l'albumine ainsi gagnée, a accompli son maximum d'effet utile, en entrant dans la constitution des tissus et en s'y brûlant de la manière la plus parfaite, c'est-à-dire en urée, tout en diminuant dans le rein, le travail morbide qui aurait accompagné son élimination. On pourrait apporter encore une autre preuve à l'appui de ce que nous avançons. Les sels du sang sont unis en combinaison organico-chimique avec les albuminoïdes de ce liquide ; quand celles-ci filtrent à travers le rein altéré, les sels combinés avec elles et les *chlorures* en particulier doivent les accompagner ; or, dans le cas actuel, nous trouvons pour la 2ᵉ et la 3ᵉ période une légère diminution du chiffre des chlorures, correspondant à la diminution de l'albumine.

L'acide urique est resté stationnaire.

Puis vient l'instant où la maladie reprend tous ses droits ; la lésion retardée peut-être pendant la période qui vient de s'écouler, continue à suivre son évolution normale, la diminution de l'urine marche de pair avec elle ; la chute est rapide, l'hématurie et les cylindres reparaissent. Si l'albumine baisse encore, c'est à cause de la déchéance organique de l'individu, car les combustions baissent aussi dans des proportions considérables, comme le montrent les chiffres qui représentent l'excrétion de l'urée.

Comme il existe des maladies de Bright qui ont été améliorées, puis guéries par l'emploi des bains de vapeur, associés à un traitement approprié suivant les cas : il est permis d'en inférer que le Jaborandi pourrait conduire au même résultat ; mais nous n'avons pas eu la chance d'observer encore cette terminaison favorable, et l'observation XLII, qui paraissait devoir évoluer dans ce sens, n'a pu malheureusement être terminée (1).

*En résumé :*

1° Dans la *maladie de Bright*, à sa première période congestive, le Jaborandi rend des services, en diminuant l'anasarque, la quantité d'albumine perdue, en améliorant quelques symptômes tels que les douleurs lombaires, l'anorexie, l'insomnie, etc., et en marquant quelquefois un temps d'arrêt dans l'évolution de la maladie. (*État général meilleur, nutrition plus active.*)

2° Il sera *contre-indiqué* à la période d'atrophie.

3° Il s'adressera à l'indication de la maladie, dans le mal de Bright *aigu* et suppléera avantageusement aux émissions sanguines.

(1) Voir la note à la page 119.

4° On surveillera rigoureusement le malade, afin d'éviter avec le plus grand soin le moindre refroidissement pendant la diaphorèse ; la pneumonie survenue chez notre malade de l'observation XL, pourrait bien avoir eu comme cause occasionnelle le refroidissement survenu pendant la 2ᵉ sudation.

### 3° ALBUMINURIES DE CAUSES DIVERSES (9 *obs.*).

Cette diminution des œdèmes et de la quantité d'albumine perdue par les urines peut être utilisée avec beaucoup d'avantage dans un certain nombre d'affections où ces deux complications se rencontrent. Voici un exemple.

OBSERVATION XLIII.—X..., âgée de 22 ans. Hôpital Beaujon. Entrée dans les premiers jours de janvier 1874, salle Sainte-Marthe, n° 2.

*Anasarque à frigore. — Albuminurié. — Guérison rapide.*

Quélques jours avant son entrée à l'hôpital, cette femme, étant couverte de sueur, s'était brusquement refroidie. Quand on l'examina pour la première fois, on constata l'existence d'un œdème très-marqué aux membres inférieurs, aux avant-bras, aux mains et aux paupières. L'urine précipitait abondamment par la chaleur. On administra *une dose de Jaborandi* : les hypercrinies furent très-abondantes ; la quantité de salive rendue dépassa un litre : la malade ressentit un très-grand soulagement, l'œdème diminua ainsi que la quantité d'albumine. On provoqua une *seconde sudation* qui produisit les mêmes résultats que la première et, 10 à 15 jours après son entrée, la malade quittait l'hôpital complétement guérie et n'ayant plus d'albumine dans son urine.

Nous rapprochons de ce fait 8 observations dont quelques-unes ont été signalées dans le cours du travail (obs. XXV, XXXIV, etc.). Il s'agit dans tous les cas d'albuminurie, se montrant dans les cours d'affections fébriles (*pneumonie, rhumatisme articulaire aigu, fièvre typhoïde, amygdalite aiguë, érysipèle de la face*). Le Jaborandi a fait diminuer dans trois cas et disparaître dans les cinq autres, après une, deux et trois administrations, l'albumine contenue dans l'urine.

Dans ces affections fébriles, la quantité d'albumine perdue est en général peu considérable : elle dépasse rarement 3 à 8 grammes par 24 heures, mais il y aura toujours avantage à empêcher cette déperdition, si faible qu'elle soit ; on évitera à l'économie une petite cause d'affaiblissement ; on délivrera le rein du surcroît d'un travail anormal, qui pourrait, à la longue, déterminer dans le tissu de cet organe des lésions de nutrition, peu durables peut-être, mais capables de retarder d'autant la guérison absolue.

Dans ces diverses formes d'albuminuries, le Jaborandi agit par dérivation, en diminuant la congestion rénale et probablement aussi en augmentant la plasticité du sang.

*En résumé* : Le Jaborandi peut agir efficacement dans le cas d'anasarque *a frigore*, avec albuminurie.

2° Dans les maladies aiguës qui se compliquent d'albuminurie, une sudation énergique peut diminuer ou faire disparaître la proportion d'albumine perdue par l'urine.

### VII. — INTOXICATION SATURNINE (*8 observations*).

Dans deux cas, des attaques violentes de *colique saturnine* ont été calmées rapidement par une abondante sudation ; mais c'étaient des accidents pour ainsi dire primitifs, survenus chez des cérusiers qui travaillaient au plomb depuis peu et qui n'en étaient pas arrivés à la période cachectique de l'empoisonnement. Les autres observations se rapportent à des paralysies, à des anesthésies, et à des coliques survenant chez des saturnins cachectiques : nous n'avons pas eu l'occasion d'employer le médicament dans l'encéphalopathie plombique.

Les effets sur l'*analgésie* et peut-être sur la *paralysie* sont surtout dignes d'attention (obs. XLIV et XLV).

OBSERVATION XLIV. — J..., 39 ans, cérusier, salle Saint-Louis, n° 6 (*bis*), entré le 17 décembre 1874. — *Coliques saturnines.*

Cachexie saturnine très-avancée avec coliques comme épiphénomène aigu. A travaillé au minium depuis 6 ans, à cinq ou six reprises.

Perte des forces, amaigrissement, ictère saturnin (hémaphéique), constipation, liséré plombique, tatouage de la muqueuse buccale. Analgésie des membres supérieurs et inférieurs. Arthralgies, myalgies, parésie des extenseurs des doigts.

On donne 5 *grammes de Jaborandi.* Au moment du début de la sudation, 15 minutes après l'ingestion du médicament, la sensibilité des avant-bras et des mollets qui était considérablement diminuée, semble augmenter notablement : le malade perçoit des piqûres très-faibles, tandis qu'il pouvait supporter sans douleur l'introduction d'une épingle dans la peau de ces régions. A la fin de la diaphorèse, le retour à la sensibilité avait persisté. Hypercrinies considérables. 800cc de salive.

19. — La sensibilité est plus élevée encore qu'hier pendant la sudation : elle est marquée plus dans l'avant-bras droit que dans l'autre. Le malade dit s'être trouvé très-bien du Jaborandi : les coliques ont diminué. Il a eu faim et a mangé après la suée ; la nuit a été très-bonne.

20. — L'analgésie est aussi complète qu'au jour de l'entrée. 30 *grammes d'élixir de Jaborandi.* Effets énergiques.

21. — Les coliques ont disparu. La sueur a été suivie d'une garde-robe. L'analgésie est moins complète qu'hier. 30 *grammes d'élixir de Jaborandi.* La sudation dure 4 heures et est suivie d'une selle.

22. — Abattement considérable, mais grand appétit. La face n'est plus jaune, mais elle est devenue terreuse.

23. — Grande amélioration : le malade se sent plus fort.

24. — Un peu d'abattement ; pupilles très-dilatées ; étourdissements, constipation. 20 grammes de séné.

25. — Demande à manger davantage.

27. — Le malade mange et dort bien, mais il est plongé dans un état asthénique profond. C'est l'anémie globulaire des saturnins arrivée à un haut degré.

Observation XLV. — J... (Charles), 46 ans, fondeur en caractères, entre le 10 novembre 1874 à l'hôpital Beaujon, salle Saint-Louis, n° 9. *Paralysie saturnine des extenseurs des doigts. (Incomplète.)*

Les muscles extenseurs des doigts sont paralysés incomplétement aux deux avant-bras avec analgésie presque complète. Le malade ne peut plus travailler ; il laisse tomber ses outils et ne peut plus saisir entre ses doigts les caractères d'imprimerie. A eu deux atteintes de coliques. Liséré prononcé.

Le 10. — 5 *grammes feuilles de Jaborandi :* 30 minutes après l'ingestion de la dose, au moment où les sueurs commencent à se généraliser, on explore la sensibilité qui est beaucoup augmentée : le malade perçoit très-bien de faibles piqûres et accuse de la douleur ; il lui semble aussi que ses doigts exécutent plus facilement les mouvements qu'il leur commande. A la fin de la sudation, la sensibilité est encore augmentée : le frôlement de la pointe d'une épingle est parfaitement senti. Les mouvements des doigts sont véritablement plus faciles.

11. — Analgésie complète. La paralysie est au même degré que hier.

Sur les *symptômes* de l'intoxication saturnine, le Jaborandi a produit les *effets suivants :*

La sudation et la salivation ont toujours été chez les saturnins d'une incroyable intensité, et l'on sait cependant combien il est difficile de provoquer une vraie suée chez ceux-ci à l'aide des moyens dont nous disposions avant le pilocarpus.

Les *coliques* ont été calmées (obs. XLV), tantôt complétement, tantôt (un cas) elles ont été simplement diminuées ; les malades ont toujours éprouvé pendant la diaphorèse un sentiment de *soulagement.* Dans une observation, le pilocarpus a provoqué une *garde-robe* chez un saturnin qui avait résisté à l'huile de ricin. Dans plusieurs autres circonstances, son action a été immédiatement suivie d'une selle plus ou moins dure ; le *sommeil* et l'*appétit* sont revenus après une ou plusieurs sudations. Enfin, l'analgésie (4 obs.) et dans deux circonstances (obs. XLV) la *paralysie* des extenseurs ont été temporairement améliorées. Ce fait vient confirmer l'opinion de M. Gubler qui admet que les anesthésies saturnines sont surtout d'origine humorale et vasculaire : la peau, chez ces malades, est pâle, froide, anémique ; qu'on active sa circulation, soit avec le Jaborandi, soit par la rubéfaction simple, comme le fait M. Gubler, on verra la sensibilité revenir pour un temps plus ou moins long : l'anesthésie de la peau est donc en grande partie sous la dépendance d'une anémie de cette membrane.

Nous ne croyons que la sudation agisse en éliminant une partie du plomb contenu dans l'organisme.

Un saturnin cachectique fut, après un grand bain, soumis au Jaborandi, à quatre reprises différentes. A la première diaphorèse, la sueur contenait du plomb en grande quantité, c'est-à-dire que mélangée de trois fois son volume d'eau, elle précipitait encore assez abondamment par l'hydrogène sulfuré et le chromate de potasse. Dans la deuxième sueur, il y avait encore du plomb, mais beaucoup moins ; dans la troisième, des traces seulement ; dans la dernière, il fut impossible d'en découvrir. La question était de savoir si réellement il y avait eu élimination du plomb ou si la première et la deuxième sueur avaient simplement entraîné les composés saturnins incorporés dans les sillons de l'épiderme ; or, la première sueur ayant été filtrée, il fut reconnu que le plomb qu'elle renfermait était contenu pour une très-grande partie dans le résidu épithélial resté sur le filtre et que le liquide n'en contenait qu'une très-petite proportion ; en outre, après la quatrième sudation, la raclure épidermique donnait encore la réaction du plomb, alors que la sueur ne donnait absolument rien ; enfin cette raclure fut mise en digestion dans cette sueur qui, douze heures après, noircissait par l'hydrogène sulfuré.

Nous avons conclu de ces expériences que la sueur n'éliminant pas de plomb, celui qui avait été décelé par les réactifs provenait des surfaces épidermiques avec lesquelles il contractait des adhérences solides et peut-être des combinaisons, et, en dernier lieu, que le métal contenu dans la partie liquide de la sueur était dû à l'action des acides de celle-ci sur les composés plombiques des épithéliums de la peau.

*En résumé :*

1° Le Jaborandi est utile dans la colique saturnine primitive, dont il pourra calmer les douleurs, quand les autres modes de traitement auront échoué (opium, chloroforme, électricité, etc.).

2° Il servira à atténuer quelques-uns des symptômes qui accompagnent l'intoxication, tels que l'anorexie, l'insomnie, etc.

3° Il viendra en aide à l'électricité dans le traitement des anesthésies et des paralysies, et aux bains sulfureux pour l'entraînement des sels plombiques fixés à la surface de la peau, soit que ces sels aient eu pour origine les poussières des ateliers, soit qu'ils résulteut de l'élimination par les épithéliums cutanés, d'une portion du plomb fixé dans l'organisme.

4° En raison de ses effets asthéniques, le pilocarpus est contre-indiqué dans les cachexies saturnines avancées où les accidents morbides tiennent bien plus à l'hypoglobulie qu'à l'imprégnation des tissus par le plomb.

## VIII. — AFFECTIONS DIVERSES.

1° *Diarrhée des tuberculeux.* Nous avons essayé d'employer le Jaborandi dans quelques formes de diarrhées incoercibles (3 cas), espérant produire une dérivation du côté de la peau, en vertu de ce que, chez les tuberculeux, il existe une sorte de balancement entre la diarrhée et les sueurs nocturnes. Aucun résultat n'en a été obtenu.

2° *Fièvre typhoïde* (2 cas). Dans l'observation XXIV le pilocarpus a paru remédier à un état semi-comateux avec oligurie, dans une forme de fièvre typhoïde un peu anormale. Le second cas n'a rien présenté qui fût digne d'être noté. Mais M. le Dr Coutinho l'a employé au Brésil avec succès : la marche et la durée de la maladie en ont été, nous a-t-il dit, heureusement modifiées.

Le Jaborandi sera surtout indiqué dans ces cas où la température est excessive, et où la peau est aride, sèche et brûlante.

3° *Fièvre intermittente* (1 cas). Aucun effet appréciable. Le médicament donné coup sur coup deux jours de suite, n'a pas, à trois reprises différentes, empêché le retour de l'accès, ni diminué sa durée ou son intensité.

4° *Érysipèle de la face* (2 cas). (Voir obs. XXV.) Aucun effet remarquable.

5° *Amygdalite* (2 cas). Un malade atteint d'amygdalite très-aigu, avec accès de suffocation, a vu, après deux sudations, le gonflement disparaître rapidement. La respiration est devenue plus facile après la première diaphorèse.

Chez un homme de 40 ans, qui, à la suite d'une amygdalite double très-aiguë (15 jours après le début) avait encore les tonsilles grosses, tuméfiées, et pour lesquelles on craignait le passage à la chronicité, trois sudations ont fait diminuer de moitié le gonflement antérieur.

6° *Méningite cérébro-spinale tuberculeuse.* Le Jaborandi fut donné à une femme de 21 ans, atteinte de méningite cérébro-spinale tuberculeuse, et qui mourut deux jours après. La malade était dans le coma le plus profond ; après la sudation, qui fut énorme, elle reprit un peu connaissance, et put prononcer quelques paroles.

7° *Affections cutanées.* Un cas d'*eczéma* invétéré n'a pas été no-

tablement influencé par six administrations de Jaborandi, mais M. le
Dr Chéron a réussi à modifier heureusement trois cas de *psoriasis*
rebelles.

Nous avions trop peu d'observations personnelles pour développer
ces dernières notes : nous ne les donnons que comme simples ren-
seignements.

---

L'étude des effets produits par le Jaborandi prouve une fois de
plus qu'il n'existe ni propriétés, ni vertus curatives. Comme l'a dit
notre savant maître, « la curation du mal n'est plus le résultat d'une
lutte engagée contre celui-ci par un agent capable de le combattre ou
de le neutraliser directement : non ; ce bénéfice est la conséquence
des changements apportés dans la structure physique ou chimique
des éléments organiques et dans les actes qui se passent dans leur
intimité. »

Ces actes ont pour résultantes des effets de diverse nature : ils
ont pour résidus les matériaux nombreux charriés et entraînés par
les émonctoires sécréteurs ; le thermomètre, le sphygmographe,
la balance, etc., permettent de juger des effets ; par la chimie on
peut apprécier les changements survenus dans les résidus.

Aidé dans ce mode d'étude, par ces puissants moyens d'exploration, on arrive à serrer de plus près le problème thérapeutique que
soulève toujours l'apparition d'un nouveau médicament ; l'acte peut
plus facilement être apprécié quand on connaît les effets qu'il produit et les déchets organiques qui en résultent ; *c'est pour ces rai-
sons que nous avons essayé plusieurs fois, dans le cours de ce
travail, d'appuyer l'étude du Jaborandi sur les données précises
que fournit la chimie à la physiologie et à la thérapeutique.*

Nous ne reproduirons pas ici les *conclusions* qui terminent chacun de nos chapitres : les conclusions qui résument les effets physiologiques sont placées à la fin du chapitre XI ; on trouvera celles
qui ont trait aux effets thérapeutiques, à la fin des chapitres I, II,
III, IV, V, VI et VII, de la II° partie de ce travail.

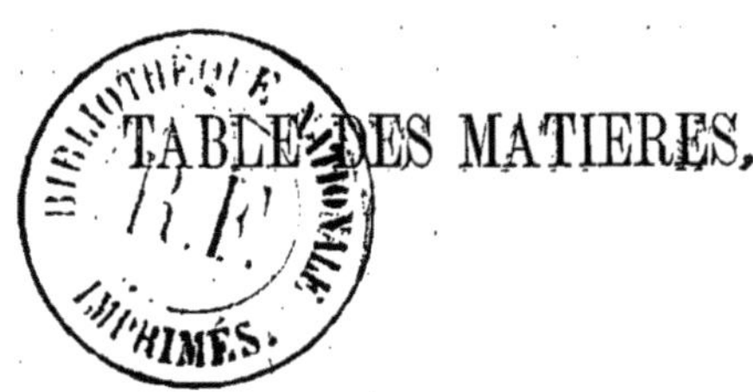

# TABLE DES MATIERES.

Clichy — Imp. Paul Dupont, rue du Bac, c'Asnières, 12. (224, 2-5.)

9 782014 105971